心身を進化させる究極の技法

「清体」

大川知乃
大橋 渡
著

ナチュラルスピリット

健康な心身の創造　～清い身体づくりが正しい心を育むのです～

汚い場所が平気になる身体づくりは「健康」ではありません。

綺麗な空間と汚い空間を身体の感覚で理解できる肉体を養っている状態が、健康で健全な心身なのです。

はじめに

肉体が清ければ心も清くなります。そして、身体が清ければ他人へ触れるだけで治癒効果が現れます。

清い肉体の持ち主は同じ空間に存在するだけで、他人を心地良く快適な状態へと誘えるのです。それは決して情緒的なものではなく、清い心身は空間を穢さないので空間が良い状態を維持できるが故なのです。

現代人の多くは、自然からの情報を身体で受けることよりも、テレビやラジオ、インターネット、ソーシャルメディアなど、人為的に創られた様々なものから多くの情報を得ることを重要視して生活しています。周囲の出来事については知ろう知ろうと躍起になるのですが、肝心要な自分の身体のことについてはほとんど知っていません。

「人」は自身の身体を感じること、そして、身体の構造や特徴を知ることから、実はとても大切なことを学ぶことができるのです。

本書では、身体の各部位の説明を人体図を用いて、より解りやすくお伝えしております。また、身体技法の宝ともいうべき「整体」についてや、見えざるものである「気」についてご紹介すると共に、それらをさらに進化させた「清体」について提唱している書です。誰もが親しんで読んで頂けるように「自分でできる簡単な身体ケアの方法」もご紹介しておりますが、本書は身体を扱うご職業に携わっておられる方々にも是非お読み頂ければと願います。

「感情」ではなく「感覚」を研ぎ澄ませることの重要性、そして静かに過ごすことが、いかに大切なのかを本書より読み取って頂ければ幸甚に存じます。

真の健康を願う皆さまにとって、本書が天恵の書になることを祈念致します。

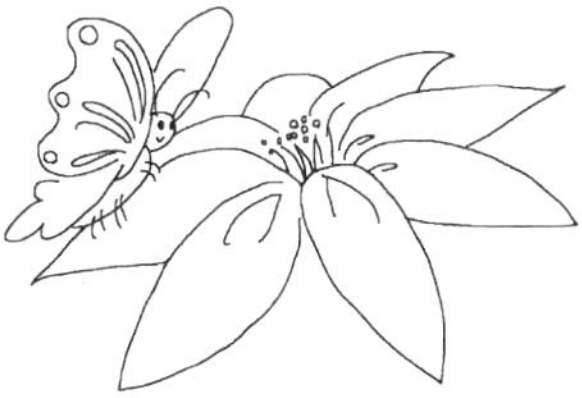

目次

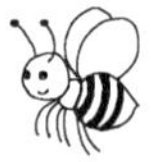

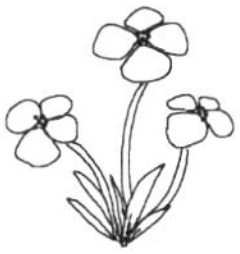

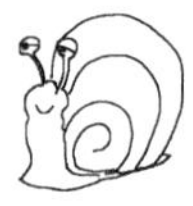

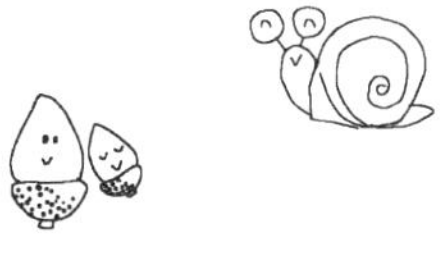

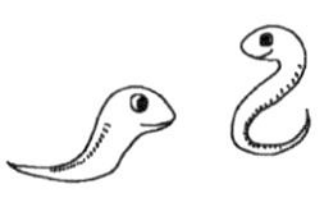

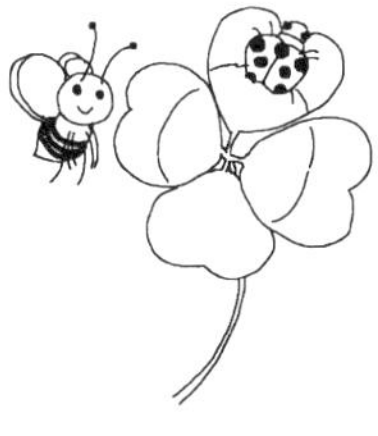

第一章

身体感覚を研ぎ澄まして「見えざるもの」を感じる

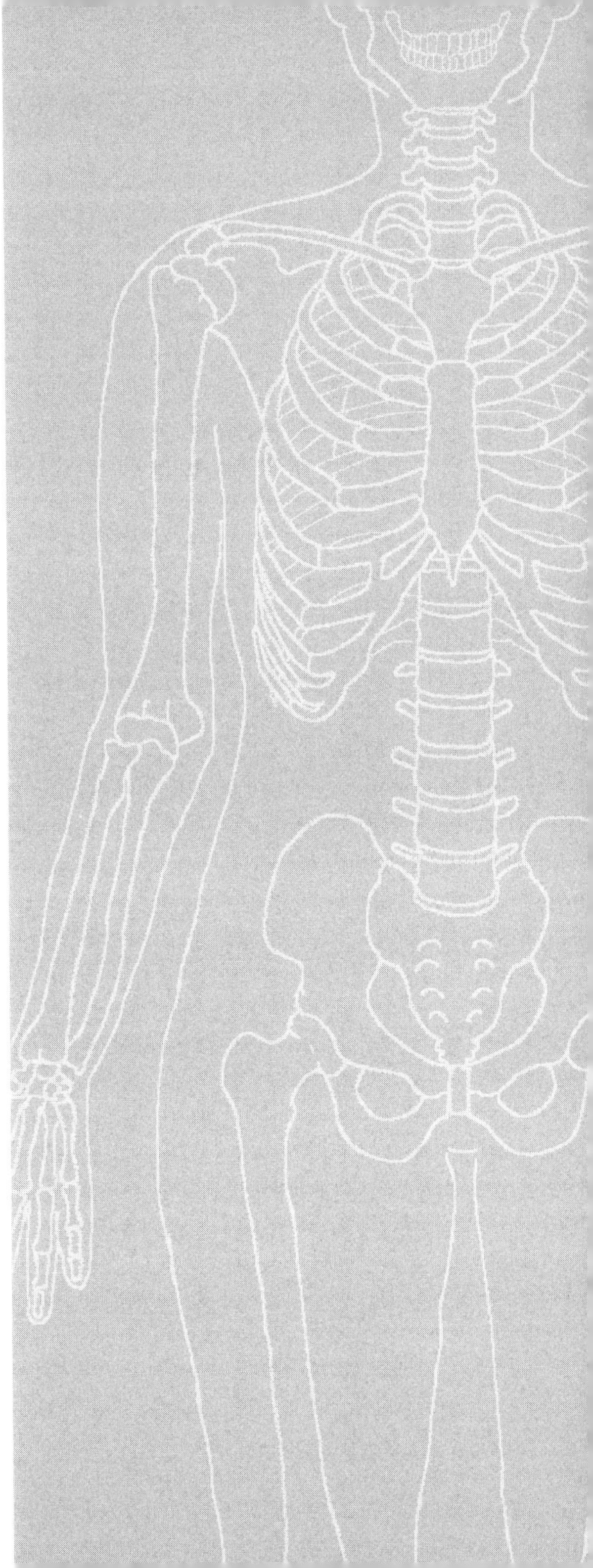

第一節　身体

1 身体はウソをつかない

この世に生を受けて、死に至るまで無条件に付き合うのが「身体」です。自身を生んでくれた両親、両親のそのまた両親、そして、自分の分身でもある子供や愛する恋人にも、すべて「身体」は付随してくるものです。「身体」をより深く理解することは、すなわち自分自身を知ることでもあり、また自身が一生のうちに出会うすべての「人」をより深く認識する上で、実はとても重要なことなのです。現代社会において、身体で感じる「感覚」よりも、自己表現をする「感情」を支配することが、他をコントロールする術になっているのが現状です。

「人」の誤った知恵の使い方によって、「ずる賢い人」を「賢い人」と錯覚させる社会を生む根本に、身体の狂いがあるのだということを理解する必要があるのです。

ミクロとマクロが相互一体な関係であるように、身体の内部を感じれば無限の広がりを感じ、全体から細部に至るまでを理解することへと繋がるのです。

身体はウソをつきません。身体を見ればすべて解ります。

2 人の身体は汚染されている

人には身体という「肉体」があります。人が日常生活を快適に過ごすためには、身体の機能を理解しておくことがとても大切です。

何故なら人は、何をするにしても身体の各部位の機能を効率良く稼働させることにより、「運動」として自己表現することや生命を営むための行為をしているからです。生活において身体は根幹をなすものであり、考えること、感じることも、身体の各器官を用いて行っています。

人が生命を全うするために大切な要素は、「空間」と「身体」です。これらがどのような状態にあるかによって、空間は人の身体へ、人の身体は自身がいる空間へと互いに影響を与え、人には「快」「不快」といった感情もそれらの状態により生まれます。

「幸せに生きること」「健康でいること」「正しい進化をすること」は、人が生きる上での大きなテーマです。

人は本来、清く綺麗な自然の営みと一体となった生活をすることが当たり前になるべきなのですが、現代社会において環境悪化が進行する中、大企業を中心に「地球のためにならないこと」をすることが「仕事」として当たり前のように受け入れられています。そのような社会において、真の健康を得ることは困難であることは言うまでもありません。

世界中で、自殺者や鬱《うつ》病患者の増加、生活保護受給者の増加などにも表れているように、幸せを感じることが困難な社会を変革させることが、今、問われています。

医療現場において医師が病気の原因を発見することは、患者にとってありがたいことですが、病名を付けられることにより安堵するということや、教育現場にて精神論で苦難に立ち向かい乗り越えろなどという教えは誤りであり、根本的な問題解決には決して繋がりません。

汚い地球環境にまぎれもなく「人」は存在していますので、「人」の身体もまた汚染されています。そして、それが悪化の一途を辿っているのです。

身体が狂うと心も狂います。異常な発想も平気になります。そして、個人から社会へと悪循環が身の回りで進行するだけでなく、地域や社会、国家、地球規模で進行するのです。原発の問題、TPPの問題、米軍基地の問題、いじめ、自殺、政治家達の妄言など、すべての諸問題に付随するのが「地球環境」と「身体の汚染」です。

人は今、総じて穢れています。空間が汚れていますので、肉体も汚れているのです。この真実を身体の感覚から理解することもできないほどに、肉体が汚れ鈍くなっているのが現代人なのです。

そして、肉体が鈍いあまり、身体の一部のみを過剰に使うようになります。頭ばかりで物事を考え、他人から知り得た情報にのみ翻弄され、それらがあたかも真実であるかの如く当たり前に受け入れるようになるのです。

清く綺麗な地球環境が、健全で健康な心と身体を育むためにはとても重要だということをまずは知りましょう。

3 心と感情は身体が反応して起こる

「楽しさ」「喜び」「恋愛心」「怒り」「悲しみ」など、人には多くの感情があります。皆さまも日々、周囲の人達との関係で思い悩み、また心躍らせることがあるのではないでしょうか?

自分の感情の起伏により心の有り様も変化しますが、その心の安定を左右するのが肉体です。身体が調っていれば、自ずと心も安定しやすくなり、その結果、感情のコントロールも容易になるのです。

それらの変化は、自分だけの問題ではなく、実は場所や出会う人からの影響を多分に受けることにより変化するものなのですが、それについては後述致します。

愛する人、これから出会う人、未来を託す人など、自身を含めた「人」という生命体を正しく理解する上で、人体についてより理解を深めておくことこそ、人の心を知り、自身や他人の感情を心地良く受け入れることや、過ちをいち早く正せることが容易になります。心の変化、感情の抑揚は、身体が反応し、変化するから起こるのです。

「心」「身体」「空間」の連動性を感じ、人体について知ることこそが、自身の存在位置や真の価値に気づくことができる一歩目なのです。

第二節　健康

1 「健康」とは

「身体」とは？「健康」とは何か？　過去の先人達も健全な心身、真の健康について考え続けてきました。近年の健康ブームは体調不良な人の増加が根底にあります。

健康で健全な心身の創造は、日々の生活に直結し、それは「人」における労働の根幹であり、身体の変化により「労働」の在り方もまた多様に変革していくものです。

ひと昔前は「精神」と「身体」は別のものとして考えられていましたが、近年は心と身体は密接な関係にあり、精神疾患と身体の不具合についても連動しているものであるという考え方が根づき、それが一般的な考え方にもなったことは進歩です。

今日までの各種身体技法では、「健康観」を語る上で、最も大切なことが二つポッカリと欠けています。

一つ目は「空間の良し悪しを除外視している」ということです。そして、もう一つは「清き身体の創造がいかに大切なのかを忘れている」ことです。

各種医療行為はもちろんのこと、ヨガ、整体、その他のボディーワークなどもそうですが、自然に順応し一体化することが良いとされておりますが、それらは空間が良い場合の話です。現在は空間が良くないので、その空間と一体化することは鈍い身体づくりになるのです。大勢の人が集まる部屋で一緒にボディーワークをすることにより、逆にグッタリと疲れた経験がある方もおられるのではないでしょうか？

都会のビル群の中にある施設内や大勢の人が集まる場所、一度に多数の人で行う身体技法、屋外でのボディーワークなどは鈍い心身の創造を加速させる行為です。他人の肉体から発する気をまともに受けますので、穢れた気を受け、それらを体内へ取り入れてしまうことなどは論外です。

人は自ら汚染し続けている空間に適応するように、健康のための「免疫力アップだ！」といい、薬を服用することやワクチンを接種することを当たり前のように受け入れておりますが、それらが本当の「健康」な身体づくりなのでしょうか？　汚染の激しい屋外や人が密集した部屋で身体を動かすことが「健康」な身体づくりなのでしょうか？

自然と一体化する「健康観」を基本として体系化された「ヨガ」や「整体」「太極拳」「ジムでのボディーワーク」などで、健康な身体づくりを目指す人が近年は増加しておりますが、排気ガスが充満している中、大きな呼吸をしながら身体を動かすことが「健康」な身体を育む行為ではないことは明白です。汚染された都会で皇居周辺を走る行為などは本末転倒です。「ヨガ」や「整体」などの身体技法の多くはとても良いものなのですが、それらは清い空間で行わない限り本来の意味をなさないのです。

汚染された地球環境の中、「ブレス・オブ・ファイヤー」など呼吸法により外気を体内へ循環させ、心身を充実した状態にしようとしても、それらの行為は汚れた外気を体内循環させている行為であり、汚れた空間と一体化することは鈍い身体づくりになるのです。

整体において自然と一体となる「天心」という教えは素晴らしいものですが、ひと昔前とは大きく異なり、現代社会においては「自然」が狂ってしまっておりますので、その「自然」に身を委ねた自由闊達な身体づくりでは、本来の素晴らしい精神や技法が正しい意味をなさないのです。

我々一人一人は地球という同じ場所、限りのある同じ空間にまぎれもなく存在しております。

「健康観」の基本として忘れてはいけないことは、我々の身体が存在しているこの地球という空間を清く綺麗な場所にするということです。

そして、もう一つ大切なことは、清く綺麗な場所を「清く綺麗な場所だ」、汚れた穢い場所を「汚れた穢い場所だ」と正しく認識できる「身体の感覚」を養うことです。どの程度「清いのか」「汚れているのか」をより繊細に類別できるような身体の感覚を身につけることです。

この二つを大前提とした「健康観」を、世界中の人々に正しく指導または教育することが急務なのです。

2 見えざるものには二種類ある

身体の感覚を研ぎ澄ませ、人や物、空間について、身体で感じることを疎かにしているのが現代人です。

整体という身体施術に関する技法については後述致しますが、それらをさらに深く理解するためには「見えざるもの」を感じ、捉えることが必要です。これは施術者（指導者）だけではなく、「人」という生命にとって実は非常に大切なことでもありますので、その本意をお伝えしたいと思います。

何故なら人は今、総じて空間認識力が乏しいあまり、空間の良し悪しを身体の感覚で正しく理解することができていません。そのために地球環境を破壊し続けていることが平気になり、仕事や遊びと銘打って、汚い空間で生活することを当たり前のように受け入れているからです。正常な状態の人であれば、皆さまが今生活しておられるような空間を拒み、肉体が不快を訴える症状が現れます。しかしながら、多くの人は汚い空間と同化して、さらに動き続けられるようになることが「健康」だと錯覚し、鈍く汚い身体づくりをしているのです。

鈍い身体をした支配層が中心になり地球規模で経済を動かしていますので、物の生産や流通、購買や消費をより拡大することを目的とした生活様式を受け入れる身体づくりを、無意識下でさせられているのが現状なのだと思いませんか？　テレビや屋外の広告を毎日疑問も持たずに眺め、動き回り大量消費する異常な行為が「普通」になっているのです。

この「異常」が「普通」になることは、地球にとっても人という生命そのものにとっても非常に危険です。汚い空間と同化しながら、小手先だけの美を語ることなどは論外であり、そのようなところに本当の「美」などあり得ません。

人が空間と身体の関係性について正しい認識をすることが、人という生き物が「幸せを感じ生きるため」「正しく進化するため」、そして「清く綺麗な地球環境にするため」には必要なのです。その上で最も大切なことが「見えざるもの」を感じる身体づくりです。皆さまは肉眼で見えないものというと、どのようなイメージをもたれますか？

具体的にお伝えしますが、まず「見えざるもの」には二種類あります。すでにお伝えしましたが、一つ目は多かれ少なかれ、皆さまも日常的に用いている能力であり、それは、言葉には出さないけれども相手のことを思ったり、次の行動を予測したりすることです。主に目や耳などの機能を使い、対象物を観察して物事を精査し、これまでの経験なども考慮して色々な物事を考え判断しています。

「この人、何となく良い感じ」や「あまり良い印象ではない」など、まだ会話もたいして交していないにも関わらず、事前にわかってしまうことがあると思います。

このように言語による情報を見聞きしていなくとも、情報を読み取り、精査して次の動作や現象などを事前に察知することも「見えざるもの」を見ているといえます。

しかしながら、現在は身体のバランスを崩し、そのために心も病んでしまい鈍化して、この一つ目の「見えざるもの」を見ることもできていない動物っぽい人が増えてきているのも事実です。視野が狭く、目の前の出来事にのみ過剰に反応したり、周囲の状況に翻弄される人が急増しています。「あれが欲しい」「これが食べたい」「あそこへ行きたい」「今日は絶対〇〇がしたい」「将来のことよりも、とりあえず今」「社会よりも自分の生活」など、目の前にある物事からの感情により多分に支配され、大局を見ることができない人が大勢おられると思いませんか？

学校や会社、身近な人との人間関係など、身の回りのことにしか意識が向かない人が多いと思いませんか？

身体が穢れ鈍ると心の成長も鈍るのが必然です。「見えざるもの」が見えなくなるのです。

そして、大切なのは二つ目です。それは、「気」や、本当に肉眼では見ることができない「存在」を正確に感じ、捉え、見るということです。

身体のバランスを崩し、幻覚が見えたり、幻聴がしたり、見えていると思い込んでいる状態とは全く異なります。「見えざるもの」を正確に捉え、見るためには、心身を鎮め、非常に清い心と身体を創造しなければ不可能なことです。

地球に存在し、今いる空間よりも「清い身体」、つまりは質が高い身体をつくる必要があります。言葉を変えていうのであれば、「本当に美しい身体」といって良いでしょう。清く綺麗な身体をしていれば、身体の清さの度合いに比例して、色々な場所や人がどの程度まで汚れているのかが身体の感覚からわかるようになります。喫煙者にはタバコの悪臭がわかりませんが、同じ場所にいてタバコを吸わない人は悪臭がわかり、身体がそれらに反応するのと同じです。

繊細になれば、心もか弱くなるというイメージをお持ちの方もおられると思いますが、そうではありません。

現在、約七十二億人いるといわれている人類の中で、より正確に物事を感じる感覚を養い、空間にあるものの価値をいち早く理解できるようになる強く優秀な心身を身につけるということなのです。地球の自然よりも、さらに美しい心身を創造することが「地球へ本当に貢献すること」

であり、それを実践する非常に強く優秀な進化人だということです。

清い身体づくりを実践し、空間認識力が上がってくると、はじめは空間の違いを少しずつ感じるようになり、場所の良し悪しがわかるようになってきます。そして自身の肉体は、薄く艶のある綺麗な皮膚へと変わることや、身長にあった体重へと変化していくことなど、より身体の機能を優秀に使える状態へ向かっていくことが同時にわかります。人生観も大きく変わるでしょう。

そして、それらをさらに向上させていくと、肉眼では見えない存在がいることがはっきりと解るようになってきます。ここまで来るとたいしたものです。

この二つ目の「見えざるもの」からの影響を、「人」は多分に受けながら生活していることが理解できるようになってくるのです。

詳しくご説明していきましょう。

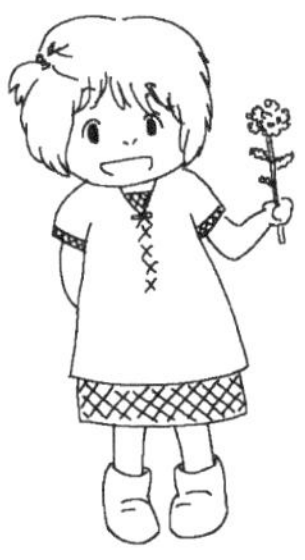

第三節　気

1 「気」の質で施術の効果は異なる

「気」に関して諸説ありますが、「気」とは空間（物質も含む）が発している力（エネルギー）のことです。

そして、「気」は清さの度合いにより、「質」（良し悪し）が異なります。肉眼で見ることはできませんが、清い位置から穢れた位置まで様々な「気」があります。「神気」のようなとても清い気や、自然の気、人が創った物の気、人の気などあらゆるものから気は発せられています。「神気」を正確に体感することができない肉体であるが故に、「人」を「神」として崇拝する宗教や誤った教えのもとに争いをする歴史を繰り返しているのが「人」という生命体です。

残念ながら地球上で今、最も穢れた気を発しているのは（総量）、人という生命体から発せられている気と、人が創ったものから発せられている気です。

皆さまの中には、乗客が降りた後の電車内なのに「モワーッ」とした感じが車内に充満していて、その影響で身体がつらくなった方もおられるのではないでしょうか？

「自然」というと清く綺麗なイメージがあると思いますが、多かれ少なかれ地球の自然もすでに人の手により穢れが進行しているのが現状ですので、まだマシな場所があるという程度のものです。人は深海から大空まで地球という惑星を穢し続けていますので、地球という存在位置も以前はもっと清い位置で安定していたのが、急速なスピードで穢れが進行しているのです。気は人体にとても影響を与えますので、気の悪い空間で生活することは心身にとってマイナスな影響を与え続けます。

「気」というものを正しく身体の感覚で体感することができるようになれば、「清い」＝「進化」であり、「穢れ」＝「退化」であることが解るようになります。自身の清さの度合いにより、認識できる質も異なります。具体的にいうと○から一〇〇として、○が穢れ、一〇〇が清いとします。五〇の清さの位置の人からすれば、○から五〇は正しく認識できますが、五一から一〇〇までは正確に認識することはできません。五〇の位置に存在する人にとっては六〇は清く感じますが、九〇の位置からでは六〇は穢れているのです。

スピリチュアリストさん達の中に、肉眼では見ることができない存在について語る人達がおられますが、この説明をお読みになられれば、穢れた存在なのに「清い仏様だ」「神様だ」と言われたりする人がいることが納得頂けるのではないでしょうか？

また「私、神様を感じたわ！」と言っている人も、その人の肉体が前述の三〇の位置であれば六〇を「神様だ！」と勘違しているケースが大いにあり得るということです。「気」を理解すると、「生きる目的」や「進むべき方向」もより鮮明に解るようになります。

「人が肉体を清めること」とは、つまり、地球上にある自分の身体（地球空間の中の一部である）を責任を持って清い空間（清い存在位置）へと進化させるということです。清いものがたくさんある空間は、より安定しやすく、退化する穢れたものが少々その空間へ侵入してきても、清い力が強いので祓い清め空間を安定させることは容易いのですが、空間に穢れたものがたくさんあれば、空間は乱れ、多くの不純物が堆積して清い比率が減少し、他の空間（存在）までも巻き込み、汚染を進行させるように退化していきます。

もうおわかりだと思いますが、「気」の質を感じ取れるようになると、身体の清さの度合いが人の身体から発せられている気の質から理解できるようになりますので、穢れの量により、どの程度まで身体がやられているのかが解るというわけです。

空間を祓い清めるというのも同様です。神社やお寺で「祓い清める作法」を、皆さまもお見受けされたことがあられると思いますが、動作（型）や肩書きが大切なのではありません。

最も大切なことは、お祓いをする人がどの程度の体感があり、祓う対象の清さと穢れを感じ、理解できているのかなのです。理解することができる「身体」をしているか否かが重要なのです。

つまり、身体が清まることにより心も清く鎮まります。正しい体感のできる身体づくりができて、初めて穢れを正確に祓い清めることができるようになるのです。神社仏閣へお務めの方々もそれぞれの資格はお持ちですが、「清い身体づくり」について正しく教わってはおられませんので、身体が狂っている方々が非常に多いのが現状です。

まずは「気」というものについて、多くの人々に正しい認識をして頂ければと切に願います。「身体施術」について、気という観点から述べるのであれば、肉眼からの情報ではない、身体に伝わる情報をどれだけ正確に感じることができるかが重要なのです。いくら急所を知っていても、施術者が穢れていれば、施術されても身体が良くなるどころか施術を受けられた方にとっては不快そのものでしかないのです。

「気」を感じ正しく理解できる清い身体をしていてこそ、より正しい身体施術が可能になるのです。

2 「気」が心と身体へ与える影響

悪い気（穢れた汚い空間〈人や物を含む〉）は、人体や空間へ悪影響を及ぼします。身体の各部位は、身体を守ろうとして緊張し、硬結する部位ができます。快から程遠い不快な状態になります（条件として、空間よりも心身が清い場合）。

しかしながら、穢れた空間を感じる感覚が乏しい人の場合は、身体の各部位が汚い空間であっても弛緩しきっています。異変を感じないので一時は「楽」なのですが、身体は蝕まれ、心はどんどんと安定を失い、何事も大袈裟になります。

毒素の体内蓄積が増加し続け、その結果、身体に痛みを感じたときには、他人からいきなり病魔を宣告されるということにもなるのです。

一方、良い気（清く綺麗な空間〈人や物も含む〉）は、人体や空間を安定させ、心身がとても喜びを得ている感覚を味わうことができます。

身体の各部位は、緊張から弛緩し、安堵します。そして、心身は回復し、心は開かれます。不快から快を得る状態になります。清い空間をさらに繊細に感じる感覚を身につけた場合は、身体の各部位がさらに喜び、弛緩から覚醒し、高い集中力で清い気を身体が記憶するようになります。そして、感覚がより精密になることにより、身体が記憶する気をメモリーする精度も増していきます。

清さを感じ、心身は進化し、身体で受けることができる情報量が増加することにより、心はさらに安定するようになるので、物事の良し悪しを理解しやすくなります。

そして、現代社会の異常を知識ではなく、身体の反応から正しく理解できるようになりますので、穢れた汚い空間で生きていることの異常さをリアルに体感することになります。今ある異常を改善するために、自分に何ができるのかを真剣に考え、行動できるようになります。穢れた空間をリアルに解る分、嫌悪感も増しますが、それでも、さらに清まる努力を惜しまず継続する本当に強い心身を育むことができるのであれば、身体から穢れた気を一切発しない、心身を創造することができるようになっていきます。

この真実を多くの人々が理解できるようになることを心より願います。

「気」(空間の〈質〉)は、正しい心と肉体を育むためには、絶対に欠かすことのできない要素です。皆さまが、「気」という見えざるものを身近に感じて頂けるようになれば、社会はより良き方向へ必ず進むことになり、多くの人が幸多き一生を過ごすことができるようになるでしょう。

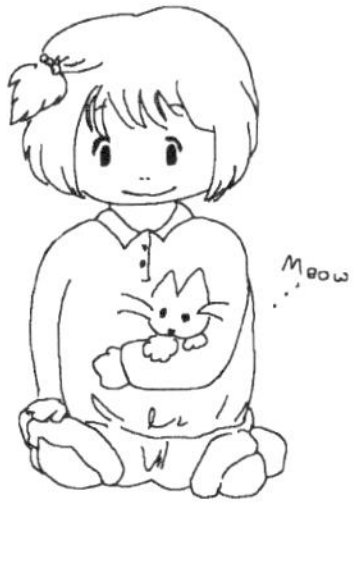

第四節　体感

1 正しい体感と誤認

感受性が豊かな人とは、喜怒哀楽が激しく表現が豊かな人だと思っている人が以前よりは減少したと思いますが、まだまだ多いのではないでしょうか?

世間では、感情の豊かな人が感じやすい人といわれていることが多いようですが、テレビ番組などからの誤った情報であり、真実ではありません。テレビ出演者達は対価を得て番組の制作意図に添い演じておられるのです。それを職業とされている方々なのです。

感情の起伏が激しいのであれば、心と身体を安定させ維持することが困難になります。動き回り、過剰に欲し、購買や消費癖も止まらなくなります。

感じるとは、心を鎮め静かな状態から全身の感覚を研ぎ澄ませ、「身体で情報を得る」ことです。「感情」は思考の影響を受け、思い込みを生むのです。大切なのは身体の「感覚」です。

人は肉体のある生き物です。「感じる」とは肉体が感じるのです。心身を鎮め、穢れた気を一切発しない身体に近づくからこそ、より正しい身体感覚を身につけることができるようになるのです。

そして、豊かで正しい感情は、正しい身体の感覚を研磨することにより養われます。身体が鈍ると心の安定も必ず疎かになります。

「静」の時間と物があり過ぎない穢れの少ない空間が、心と身体が「健康」でいるためには必要な要素です。「止まるから、動いている自身以外のものを感じ、理解しやすくなる」ことを肝に銘じましょう。

静かに生活をすることを美徳とする優雅で慎ましい心と身体づくりが、肉体に正しい情報を与える方法なのです。

「物を動かすから経済が活発になり、お金が生まれる」という、地球を汚染することが平気な鈍い支配層による洗脳は、もはや通用せず、古く穢れた発想からの誤った行為であることを一部の人は認識しだしました。人が動くことにより空間を穢し乱す生き方から、心身を静かに鎮め、清さを追求する生き方に変えることが、生命を真に全うする本意であり、地球と共生する正しい方法なのです。

2 目に見えない世界のこと

「見えざるもの」の本質を本当に感じ、見るためには「清い心身の創造」が必要なのです。

心と身体が清まり、一切の穢れを発しない肉体にならなければ、肉眼で見ることができない清い神様という存在から、化け物のような穢れた存在までを感じ、見ることはできません。

人の手により汚染され続けている地球上で、そのような優秀で進化した心身を創造することは今や至難の業です。数年前は「オーラだ」「守護霊だ」と言っておられた方々が多くいらっしゃいましたが、『もしもし、神様』(マガジンハウス刊・大川知乃著)を発売してから、世間では「神様が見える、声が聞こえる、感じる」という人が急増しました。

我々がお見受けする限りでは、残念ながら神様ではなく穢れた存在に入られているか、憑かれている人、心身のバランスを崩して思い込んでいる人、もしくは商売など何らかの目的のため自己演出をしている人のいずれかばかりです。肉体が一定の質まで清まっておらず、身体から穢れた気を発している状態では清い存在を正確に捉え、見ることは絶対にできません。

体内毒素が多ければ身体のバランスも崩れ、思い込みが激しくなるような身体や、幻覚を見たり声が聞こえていると錯覚するような身体にもなるのです。そして、そのような状態を何とか回避させようと「薬」を大量に服用することにより、状態がさらに悪化されている人も多くおられます。
真に空間認識力の高い「人」とは、圧倒的な集中力と全身での体感から、普通ではあり得ないような空間や物事の微妙な違いまでリアルに感じ、瞬時にその情報を正確に処理できるからこそ正しく神様や化け物までの姿を感じ、見ることができるのです。そして、清まった存在は人を利用しようとは致しません。清まった存在を感じ、捉え、見えるようになると「悪い存在」に巻き込まれることもありません。

そして、「見えざるもの」を捉え、見える範囲は、自身の清さの度合いに比例します。詳しくは『神様からの真実』（ナチュラルスピリット刊・大川知乃著）をご一読頂ければ幸いです。

言葉で「感じる」や「見える」と簡単に言う人がおられますが、「感じる」「捉える」「見える」「正確に見える」「問題があれば解決方法がわかる」「解決できる」「あらゆる存在を祓い清め、進化させることができる」と段階があります。

人は動物ですから、形ある肉体があります。つまらないことを考え欲望を持ったり、身体に埃がつくように汚れやすい生き物です。つまり、人はまずこの穢れやすい厄介な「肉体」を清めることをしなければ、正確に空間を身体の感覚で認識することはできないということです。

綺麗なものでも汚い場所に放置されれば、汚れが進行し穢されます。逆に自身が穢れていれば、それらを全く感じません。酷い場合は、空間よりも自身の方が穢れているので空間を汚すことも平気になり、肉体は悲鳴すら上げずに空間の汚染が不快だと思えるようになるまで汚し続けます。

多くの人がそのような状態だからこそ、地球がここまで汚染されているのです。

人がこれらの現実を謙虚に受け入れ、反省し、改善する努力をすることが必要なのです。

本物のスピリチュアリストは、心身が清く、これだけ穢れた空間に存在しているだけで、汚い空間の情報がよりリアルに伝わってきますので、必ず肉体は悲鳴を上げます。その結果、まず心を正常な状態で維持することが困難になります。それでもなお、非常に強靭な心と身体を養いバランス良く人体の機能をより発揮する状態を維持している「進化人」だからこそ、「感じ、見える」のです。


読者の皆さまも、ご自身の肉体を清められれば、その神髄をご自身の感覚で理解できるようになられるでしょう。そして、ご自身がある程度まで清まれば、まずは人の身体から発している気を身体で感じることができるようになりますので、その人の「質」、つまりは存在位置を理解できるようになりますので、本書でご説明していることの真意をさらに深くご理解頂けることになるでしょう。文章の行間を読むなどという簡単なことではなく、文章から発している気を身体で感じ理解できるようになれば、本書の「質」を真にご理解頂けることになるでしょう。

人類は「見えざるもの」を感じることが、実はとても大切だということを知れば、世界は平和になることを我々は知っています。殺伐とした世の中だからこそ、まずは立ち止まり、静かに周囲の空間を感じる時間を持ち、動いている物事を身体の感覚で感じて頂ければと思います。

そして、地球を綺麗な場所にするためには、地球上にいる「人」の身体がまずは清く綺麗にならなければいけないのです。

皆さまが、真に清く綺麗な身体づくりの大切さを知り、ぜひ実践して頂ければこの上ない幸せです。

3 先祖とのつながり

人の身体は、ご自身のご先祖さま達と繋がっています。

遺伝により、目鼻立ちや声が似ていたり、体型や性格、ちょっとした動作までが似ていたりすることからも、ご先祖さまからの影響を何となく受けていることを人は知っています。生活空間を共有することや、食するものが同じだと体型や好みが似てきたりすることを感じている人もおられるのではないでしょうか？

各ご家庭の「ニオイ」が違っていたりすることは、人が身体から発している「気」による影響が多分にあります。そして、それらの「気」は、ご先祖さまとの繋がりをわかりやすく表してくれているものです。

それぞれのご家庭内での雰囲気やニオイも、ご先祖さまから受け継がれてきた身体から発する体臭や、「気」のニオイが関係しています。目に見えない「気」で繋がっているとは、ご先祖さま一人一人が発している「気」が自分の体内に流れ込んでいるということです。

異性や友人のニオイが自分と違うことを感じている人もおられるのではないでしょうか？

結婚をしたり、肉体関係を持つなど、他人と過ごす時間が長くなればなるほど、相手の気の影響を受けるようになります。はじめは相手との違いを感じていたのに、以前と比べて違和感が少なくなっている人もおられるのではないでしょうか？　会社でも同様のことがいえます。

人それぞれにご先祖さまがおりますので、オフィスなど同じ空間で過ごす時間が長ければ、それらの空間にいる人の肉体から発せられている「気」の影響を互いに受け合います。結婚をすれば相手のご先祖さまの影響をダイレクトに受けることになります。ご先祖さまとは目に見えない「気」で繋がっていますので、ご先祖さま一人一人が発している「気」が自分の体内に流れ込んでいるということです。

ご先祖さまが成仏（一定の位置まで清まる）せずに苦しんでいる場合は、その苦しみから発せられる「気」の影響を肉体は受け続けます。仏教用語で「成仏」といいますが、我々のいう「成仏」とは、生きているお身内に悪い影響を与えない位置のことです。つまり、身内に迷惑をかけないレベルまで清まることを「成仏」といいます。この位置までご先祖さまが清まることが大事なのです。

現代人の多くは、生きている間に「清まることが正しく進化すること」という概念を持たずにいること。そして、死ぬ間際まで「思いを遺すこと」に何の違和感もないことが普通になっていることも相俟って、残念ながら死後も十分に清まっておられない方がほとんどなのです。

物質中心の考え方では、身体が土葬や火葬で目の前からなくなれば、それで死者とは別れ、それまでですが、空間認識力の高い者からすれば、それらの方が非現実であり、思考と体感をバランス良く進化させた者からすれば死別とは程遠く、由々しき状態のまま放置している姿です。身体の機能を優秀に働かせることなく、空間認識力が乏しい状態からの理解こそが、現実逃避であるといわざるを得ません。

余談ですが、「ご先祖供養」をするという「霊感商法」にはご注意ください。「清さ」の基準を全く理解しておらず、「正しい体感」をできる「肉体」をしていない人が商売目的で人をだます行為が多発しています。まずは相手の「身体」をよく見てどの程度、肉体が清いのかを感じてみてください。

「清さ」の基準を「体感」できる身体を養えば、「言葉」で騙されることもありません。肉体が穢れている人に「ご先祖供養」などできるわけがないのです。

人は地球に存在している生命体です。人は、この地球という空間に正しく寄与することが大切なのです。生きているときから可能な限り、地球という空間をより清い存在位置にするために、その一部である自らの肉体を、未来の多くの存在達のために清めることこそが最も重要なことなのです。

汚い場所で動き回ることを目的とした誤った「健康観」にて、身体のバランスを崩している人が急増しています。動物っぽい鈍い身体づくりをするのではなく、人は静かに全身の「感覚」を研ぎ澄ます方向へ身体をシフトすることこそが、バランスの良い心身を育むことができるようになる正しい行為なのです。人は自身の能力を最大限に発揮することができる心と身体を創造するべきなのです。

空間認識力が向上すれば、「清さの本意」をより深く理解し、身体を清める努力をすることが、ご自分のご先祖さまや子孫達へ良い影響を与えることができる方法なのだと、正しく理解できるようになるでしょう。

そして、その行為こそが、ご先祖さまや子孫へ「本当に感謝している」ことであるのだということが解るようになるでしょう。

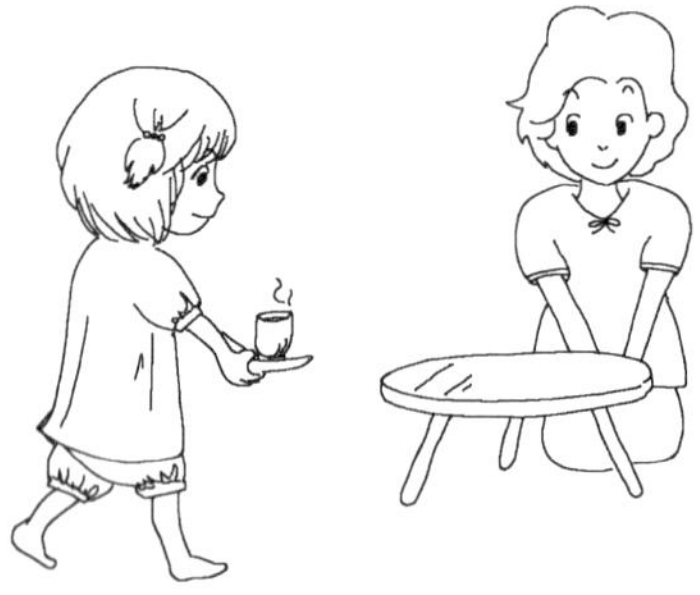

第二章

真の「整体」は身体を清める

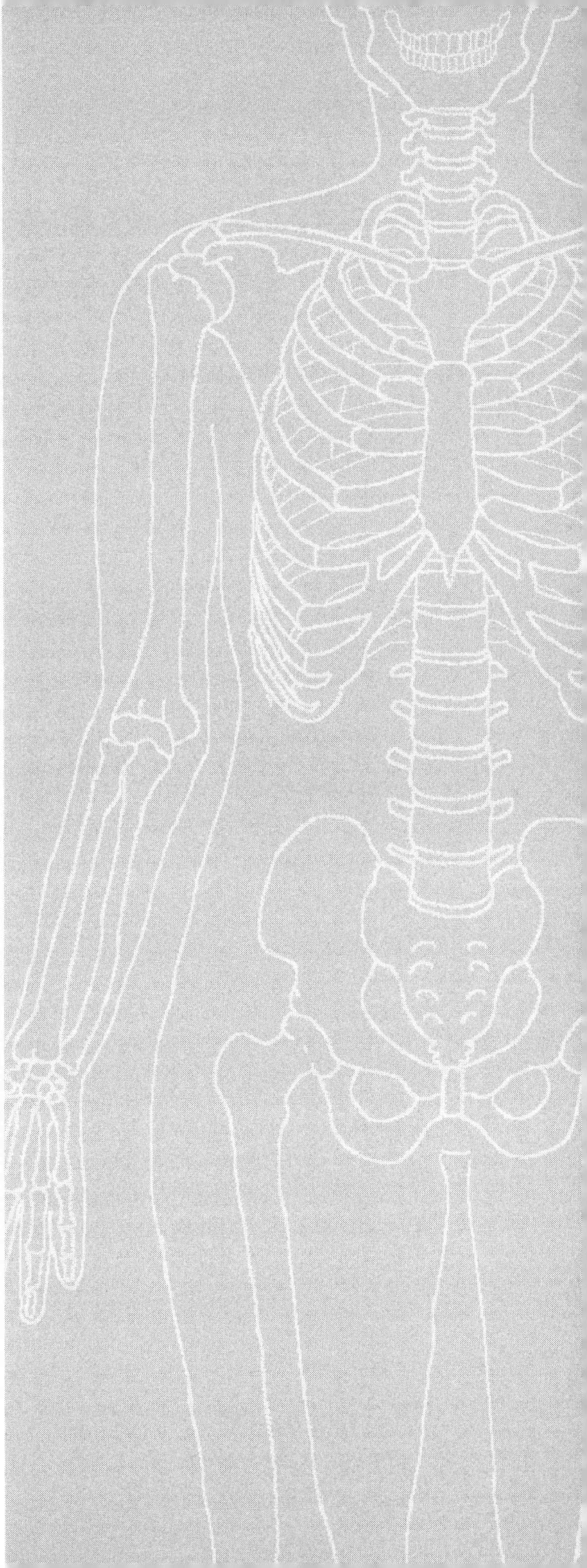

第一節　整体とは

1 「整体の基本」活元、愉気、体癖

ヨガ、マッサージ、足ツボ、フィットネス、体操、太極拳、武道など様々な身体技法がありますが、本書では、その中でも「整体」を取り上げたいと思います。

何故ならば、「整体」は多くの身体技法に共通したものが組み込まれており、身体技法を語る上で先人達が身体について一定の「質」でまとめ、体系化してきた貴重な賜物であるからです。「整体」は、治癒ではなく、体力を発揚するための「体育」であるという考えのもとに体系化された身体技法です。病気を治すのではなく、病気になる必要のない身体づくり、病気になった身体を活用して、元の身体をより良き方向へ調整するという考えが根本にあります。

野口晴哉という「整体」の祖が創り上げた身体技法は非常に素晴らしいものであり、身体を語る上でなくてはならない貴重な財産です。但し、誤りもありますので、この章では「整体」の素晴らしさをご紹介すると共に、誤認についても記述致します。

野口氏は『治癒の書』というご自身の書の中で、「治癒のこと個性を自覚し、個性に基いて行わるる也。人間本来の力をはたらかしめて活き活きと生くる為に行わるる也」「治癒するの人、体を見て気を感じ、気を感じて心を知り、心を知りて人間の生くる動きを感じその生きていることの現れとして、体のこと、心のこと、感ずるを得る也。斯くしてのみ姿勢を見て裡の平衡維持のはたらきを知り、一言の不平に百千の抑制されている感情を感じ、一の圧痛にその生理的状況の変を知るを得る也。指一本見てもその人間を見るを得るは是治療のこと為し得るの人也。治療するの人、見得るものを見て、見得ざるものを見る也。見得るもののみ見ているは治療のこと為し得ざる也」と述べておられます。

言葉や感情もすべては「身体」が基本であるということ。そして「気」という見えざるものを見る大切さを一定レベルで理解していなければ語れない言葉です。

言葉の形状や、その言葉の持つ意味のみならず、「気」というものを感じ、理解できる者からすると、発信者の「質」を文章から発している「気」を感じ、理解することができますので理解の深みが全く異なります。そういった意味において、野口氏が生きておられた時代に、この質のことを感じ、理解されておられたことに感謝と敬服の念を抱かずにはいられません。

しかしながら、先人達が創造された「整体」にも誤った認識があるのも事実です。詳しくは後述致します。

＊「活元」（自然との一体化）

「天心」ということが、野口整体の理論ではよくいわれています。「ポカーン」とすること。自然のままの身体の要求、自然のままの心の要求が出るのを許すものだという考えです。

心そのものの自然復帰運動を大切にする考え方であり、治療を捨て「天心」を導き出す、つまりその人の身体の自然を取り戻すこと。そして、身体が自然を感じられるように調え、心を和らげることを目的としています。

それを一つの体系としているのが、活元運動（自動運動）です。

活元運動とは、寝ている人が寝返りをうったり、疲れてくるとあくびをしたりするなど、人が本来無意識のうちに身体が行う調整運動のことです。

簡単に説明するのであれば、身体の要求に従い身体が動きたがっているように動けば良いということです。自然の動きに身を任すという発想です。

「自然との一体化」を根底にしており、自由闊達な生き方が整体の健康観における基本であるのです。

＊「愉気」（共鳴）

愉気《ゆき》とは、腰から腹に深く息を吸い込み、気を満たして掌から相手の体内へ深く気を輸《おく》り込むべく精神を集中し、掌を相手に当てた状態で静かに息を吐くことをいいます。本来は「輸気《ゆき》」という文字が使われていたようですが、「気を輸る」ことは一方的であり、輸ろうと思えばそこに気張りが生まれてしまうので、相手との「感応」ではなくなるという、「愉気」本来の意味とは異なることから、「愉気」という漢字に変わったようです。

「愉気法」とは、人の気力を対象に集中する方法とされており、気は精神集中により力となり、呼吸を調えて天心の状態で行う技法です。「大衆に学ぶ」という考えのもと、それは「掌を痛いところや悪い部位へ当てる」という「誰でもできるもの」として浸透し、手を当て考えるのではなく、思わず手が動き、手を当てるというその心が、相手と感応することだともいわれています。

＊「体癖」（類別）

体癖論は、人それぞれの身体の「癖《くせ》」を理解することが基本にあります。

同じ風邪でも、喉を腫らして風邪の状態を長引かせる人がいたり、頭痛を起こす人、咳が止まらなくなる人やお腹が痛くなる人、耳がおかしい感じになる人など様々です。

また、泣き方や笑い方、怒り方がそれぞれ違っていたりすることなども同様に、体癖論は、感情までも含めて人の身体の使い方は「癖」として規定され、意識とは別に身体の癖により特徴をまとめ上げ、類別するものです。

人の身体運動とは基本的に伸縮であり、一般にいわれている運動とはその伸縮運動に方向が伴い、身体における部分的な運動の集中と分散が行われているにすぎません。

直線的な運動と捻り運動、そして身体全体の伸縮運動です。直線運動は上下、前後、左右という三方向への動きであり、伸縮運動とは骨盤の伸縮（開閉）と関係します。

体癖論では、これらの運動は腰の五個の椎骨《ついこつ》の動きに規定されているといわれており、腰椎の一番は上下運動、二番は左右、三番は捻り、四番は開閉（伸縮）、五番は前後というように関連し、「体癖」というのは、この五個の椎骨のどこに最も重心がかかるかということによって決定されるといわれています。

そして、人には大別してエネルギーを積極的にうっ散する傾向にある「うっ散型」の人と、逆に消極的に内側に溜め込もうとする傾向にある「集中型」の人との二種に類別することができるというのが、整体における体癖論です。うっ散する傾向が、それぞれの体癖パターンの奇数種にあたり、溜め込もうとする集中型の傾向が偶数種です。

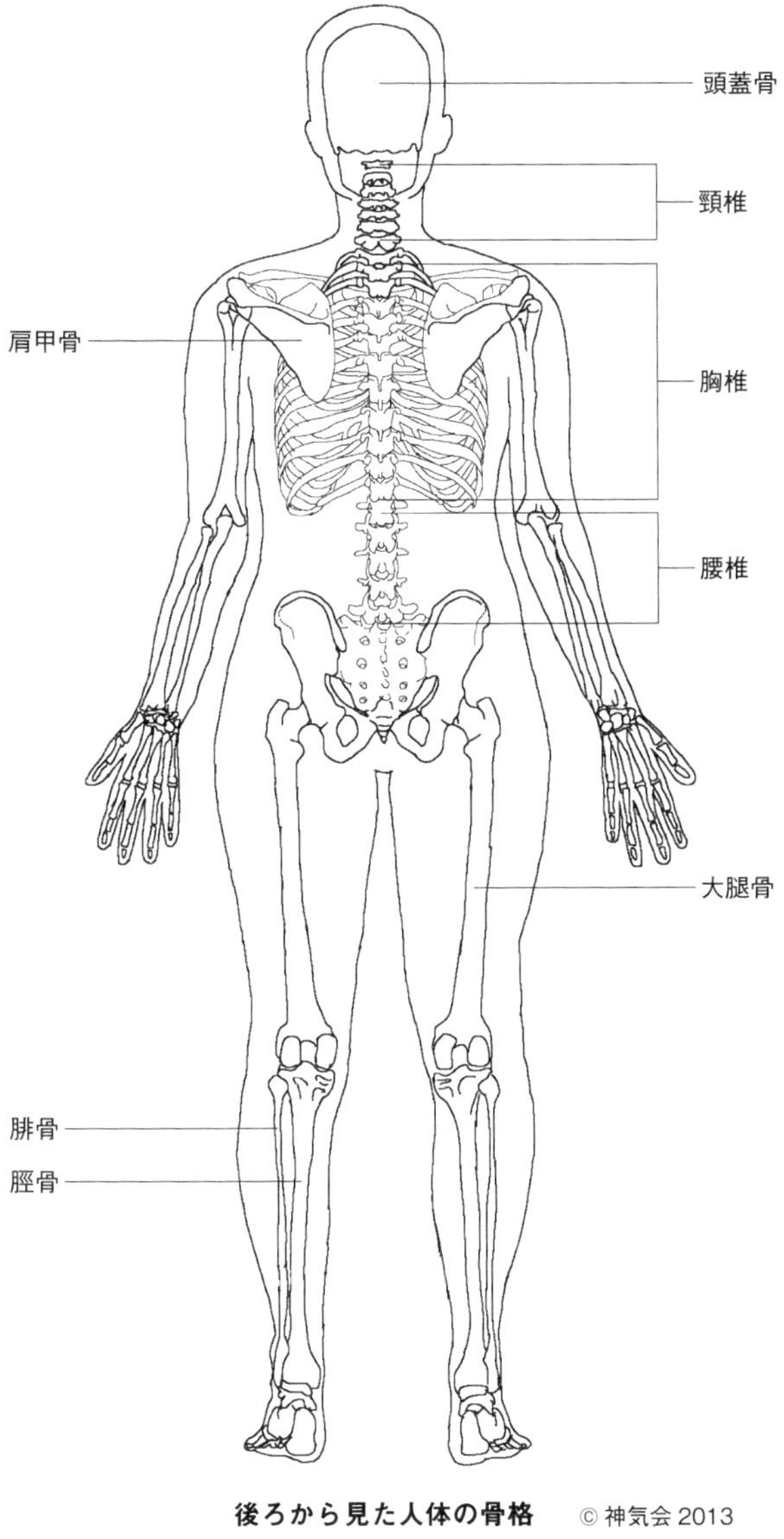

後ろから見た人体の骨格　© 神気会 2013

上下型

腰椎一番に重心がかかる体癖です。

腰椎一番とは、臍《へそ》より椎骨二つ分上の位置にあります。重心が上にあるために、ぴょこぴょことした特徴的な歩き方をします。

いわゆる大脳昇華型である一種は、脳への血行が良く、頭部が発達します。そのため首が太くなるといわれています。頭を使い、考えるタイプ。

二種は大脳緊張が身体に影響し、ストレスで首が硬くなることがあります。

左右型

腰椎二番に重心がかかる体癖です。

腰椎二番は消化器の中枢であり、左右型はすべての意味で「食べる」ことに非常に関連が深いといわれています。

積極的に食す三種は、自ずと身体は丸く、ふっくらとした柔らかみを帯びます。そして、大喜びをしたり、大泣きをしたり感情を表に現します。四種は、感情により消化器をこわします。オーバーアクションはしないものの、感情的で繊細です。

左右型は下顎《したあご》が未発達で、幼児のような表情が特徴です。共に子供っぽく、理論的な話しは苦手であり、「好き」「嫌い」で分ける傾向があります。

四種は深刻な表情をしたがりますが、どことなく子供っぽく、身体も細く、顔もとがった感じですが、やはり下顎は小さいのが特徴です。空想は感覚的な面に優れ、色彩豊か。三種のように表面には出しませんが、内側では好き嫌いがはっきりしています。

上下左右共に（その内容に違いはあれ）空想的で、どちかというと行動的ではありません。できれば一日中、ただ楽しいことを考えているとか、眠っている、食べていることをしていたい傾向があります。

前後型

腰椎五番に重心がかかる体癖です。

そして、腰椎五番は腰椎一番と連動しており、腰椎五番の可動性が大きいのが五種、可動性が鈍いのが六種といわれています。

五種はいつも動いています。動きながら考えている、「～しながら」という「ながら族」の典型です。派手で常に人に注目されたがります。

人が見ていると途端に張り切ってウキウキとしてきます。冒険家、芸能人、スポーツ選手などに多いタイプです。不安があるからよく動き、その不安を打ち消し、自分の力を自分に示すためにあえて冒険的行為をします。

五種は逆三角形の体型をしており、重心が高くなりやすい傾向を示しており、上下型と同じように頭を使うことが得意であるために、失敗に終わる冒険はせずに、理知的な計算に基づいて行動する傾向があります。

六種は肩がイカっているにも関わらず、五番の可動性が鈍いために、その力が行動として現れにくく、おとなしくいつも息の切れた感じです。

重心が高いために行動しようとする欲求は強く、それが内側へ転化されると、宗教やイデオロギーへの狂信的なまでの情熱となってほとばしることとなります。

動けない分、理論が激しく情熱的に満ちている傾向があります。

捻れ型

腰椎三番を中心とする体癖です。

行動という点で、五種に共通するのが捻れ型七種（うっ散型）、八種（集中型）です。

しかしその行動は、衝動的であり、「ナニクソ」という感じでやってしまいます。腰椎三番である椎骨が常にどちらかに捻れています。

いつも半身のような形をとっているわけで、この姿勢はすべての武道や格闘技の基本のそれであることからわかるように、常に闘争的です。

七種は「勝とう」としますが、八種は「負けまい」とします。

捻れの場合は、反抗したり、声が大きかったり、話しがオーバーであったり、政治家に多いタイプです。立志伝中の人物は捻れが多い傾向にあります。

開閉型

腰椎四番に重心がかかる体癖です。

九種は「閉型」、十種は「開型」ともいいます。

九種は骨盤が閉まる力が強く生殖器が強いのに対し、十種も生殖器は強いのですが性欲はあまりありません。

九種は痩せる傾向であり、十種は太る傾向にあります。十種は食べなくとも骨盤が開いてしまうのですが、否応なしに太ってしまう傾向にあります。

九種と十種共に直感に優れ、天真爛漫で種族保存的本能が強く、身体も野性的な健康さを持っています。但し、九種は何事にも集中的であり持続力があるのに対し、十種はあれこれと手を出し分散的性格を持つ傾向があります。

九種は一度興味を持つと、とことんまで追求するタイプ。十種は開放的というか、母性的というか、大らかさと豊かさを持ち、何でもかんでも抱え込んでしまう傾向があります。九種はしゃがむ姿勢が楽で、十種はしゃがむのが苦手です。

特殊体癖

十一種は「反応過敏型」、十二種は「反応遅鈍型」と呼ばれています。

各々の特定部の変化を示さず、ただ反応が非常に早いか遅いかの違いがあるのみです。

十一種の場合は、どの椎骨を触っても痛がり、少しのショックを受けただけで、身体の至る所に異常を生じます。その異常が一定の規則性を持たないために、処置が非常に難しく、その傾向を知ることも予測することも困難です。医者通いが多い人。

十二種は、身体の異常を感じることができない身体であるといわれています。何をやっても身体にあまり変動をきたさず、感覚が鈍い傾向にあります。

健康と思われがちですが、健康という実感もあまりなく、パタッと病気で倒れる場合がありま す。

但し、この特殊体癖は、「状態」のことであり、むしろ「癖」というべきものではないかもしれないといわれています。

そして、人は単一の体癖はなく、混合の体癖が当たり前だといわれています。

つまり、いずれかの体癖の組み合わせにより、大まかに人を類別することができるというわけです。

一種

上下型うっ散。

腰椎一番に重心。

余剰エネルギーの大脳昇華習性（頭を使う）。頭の働きは良いのですが、考えるだけで実行代位。言葉による理解を好み、いったん頭で信じたことには固執。眠りの誘惑に弱いところがあります。

二種

上下型集中。

腰椎一番に重心。

大脳緊張が身体に影響。頭の働きは鋭いのですが受身的。

周囲の刺激に敏感。暗示にかかりやすく、ストレスで首が硬くなることがあります。

考えることは得意ですが、言葉よりもイメージが先行し思考が行き詰まりやすくなります。

三種

左右型うっ散。

腰椎二番に重心。

余剰エネルギーの感情昇華。食べると機嫌が良くなります。自律神経の過敏反応（特に交感神経）があります。

食欲旺盛であり、理屈よりも感情が行動の基準。

世間の流行を好む傾向大。

親分肌、掃除や整理が苦手。体重の左右への偏《かたよ》り。感情が行動の基準のため、好き嫌いがはっきりしています。

肩がこりやすく、胃を酷使することがあります。

四種

左右型集中。

腰椎二番に重心。

太陽神経叢昇華《たいようしんけいそうしょうか》（胃の後ろにある神経の束）、足裏の急所は、足裏の真ん中やや指より。

自己保存欲求が強く、内外の変動が消化器系に負担。副交感神経の過敏反応。ストレスがみぞおちにきやすく、穏やかですが感情の呼吸が浅くなりやすいところがあります。

ときにマゾヒズム傾向。

感情の起伏により食欲が落ちます。

五種

前後型うっ散。

腰椎五番に重心。

余剰エネルギーの上肢行動型うっ散。呼吸器系が丈夫。明るく交際好きで、しかも不安の絶えないタイプ。行動してから考える傾向があります。

冒険本能。浪費癖。

行動的でV字型の胴体をし呼吸が丈夫。

スポーツマンタイプであり、目立ちたがり屋。

人が見ていると気取る傾向があります。

六種

前後型集中。

腰椎五番に重心。

身体の疲労が呼吸器系に跳ね返ります。高潮時には肩の力が抜けて前へ出、低時には力が入ります。陰気になるので言葉で熱を上げ、英雄気取りになるところがあります。

周囲の関心を引こうとします。情報収集により一定の型にはまった行動を好む反面、ヒステリー傾向があります。

七種

捻れ型うっ散。

腰椎三番に重心。

余剰エネルギーが衝動的行為として発現します。困難には真正面からぶつかりますが、やりすぎる傾向があります。勝負にこだわり、普段は華々しく見えます。

喉が腫れやすく、女性は分娩後に膣が弛みやすくなります。泌尿器の病気や、ときに性欲の尿意への転化があります。

誰かと比べて競争し、勝負にこだわります。華々しく見えますが、弱い者に威張り、強いと思う者には頭を下げます。基本的には負けや非を認めたがらない傾向があります。

八種

捻れ型集中。

腰椎三番に重心。

エネルギーが欠乏すると負けまいとして気張るライバル意識があり、特定の人に向けての気取りがあります。

内外の変動がすべて泌尿器負担として受け止められます。声が大きく、過去の特定の人物を手本にしたがります。

内なるライバル意識あり。逆境に強いタイプ。

九種

開閉型うっ散。

腰椎四番に重心。

骨盤が閉じていて、かかとをつけてしゃがむと楽。保護本能は強いのですが、同時に好き嫌いも激しく、納得しないと行動しません。一つのことに凝りやすく、溜め込む趣味があります。恨みをいつまでも持ち続けます。集中力が大きく、内向、凝固し、細かいことにうるさくなりやすい傾向があります。

完璧主義であり、執念深いところがあります。関心のないことには目もくれず、集中することや記憶することも苦手。

十種

開閉型集中。

腰椎四番に重心。

分娩のたびに骨盤が開き、うまくしゃがめないことがあります。種族保存の動きが強く母性的。性感は弱いのですが、生殖器が異常に強いところがあります。

俗世的感覚に欠け、純真で人相が良い傾向にあります。

気前が良く世話好きで、育てかわいがることを好む傾向あり。

十一種

反応過敏、体内うっ散。

心理的変動がすぐ身体に響いて、上下、前後、捻れ、開閉の体癖が入れ替わり立ち替わり現れます。

ヒステリー的な過敏反応、力が試されるようなときに病気になる傾向があります。御悦病（病院に通い続ける）。

虚弱体質ですが、大病にはなりにくいようです。他者との共鳴性が高い傾向にあります。

十二種

反応遅鈍。

えもん掛け（ハンガー）に羽織を掛けたような体型。無病病。疲れやすくイライラしていますが、自分は丈夫と思っています。ポックリ病、ガン、肝硬変、脳溢血《のういっけつ》などになりやすい傾向があります。顔が大きいのが特徴。

突然の大病になりやすいことがあります。

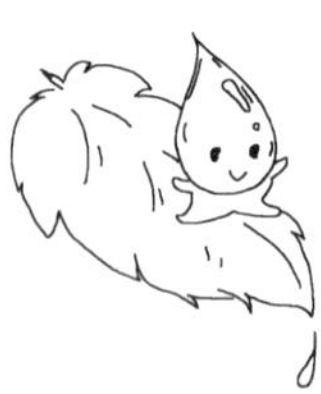

第二節　椎骨と「処」

1 「処」を見極める整体（背骨から見る身体）

「処」とは、いわゆる急所のことです。別の呼び方として「ツボ」などともいわれています。

整体とは、この「処」を組み合わせることにより心身を調息する技法です。

「調息」とは呼吸法のことで、怒ったり悲しんだりすると、息が荒くなり乱れるものです。また、不安や不快を感じるときには身体の各部位は硬結しやすく、また呼吸も浅くなり乱れがちになります。

整体では、施術者が深く静かな呼吸をすることにより、相手の呼吸を感じながら心身の変化を同様に感じて理解し、相手の呼吸をより良い状態へと導くようにします。

現代社会においては、心理学や生理学などでもすでに人の身体の変化は、呼吸の状態に現れてくることが立証されております。

この正しく安定した呼吸への感応と誘導を「調息」といいます。

そして、自身の呼吸を変幻自在にコントロールしやすい心身の状態を、より保ちやすい動きで施術する流れの中で、「型」というものが体系化されるのです。

そして、それらは主に椎骨を見ることにより身体を調えることができるといわれています。例えば、腕ばかり使う人は、たいてい胸椎一番から四番あたりが突出しており、食べ過ぎている人は、胸椎八番を中心に六番から九番の右側あたりが突出して丸くなっているというように、身体の一部にそれぞれの特徴が現れますので、それらを感じ見極め施術します。

腕の疲れの原因が手首なら胸椎二番に関係し、肘《ひじ》ならば胸椎三番、上腕二頭筋なら胸椎一番とか頸椎七番に関係があるとされています。胸椎二番に関係のある疲れは、呼吸器ではなく、子宮など生殖器への影響が大きく、胸椎三番だとまともに呼吸器が影響されるといわれています。胸椎一番も頸椎七番も呼吸器ですが、この場合は気管支といわれています。

一つの「椎骨」というのは、身体の様々な臓器や、血行、内分泌、神経、運動機能、心理といったものと関係し、支配しています。

例えば膝《ひざ》は、腰椎三番（捻り）と直接的に関係があり、その腰椎三番は泌尿器の機能を司る中枢です（腰椎三番は、男性なら射精の能力、女性なら膣の開閉能力に関係しています。膝の打ち方によっては、生殖器が影響を受けることもあります）。腰椎三番が生殖器に関係がある証として、老衰してくると膝が前へ飛び出してきます。また、呼吸器とも関係があるので、呼吸器の弱い人も膝が飛び出してきます。膝を打って呼吸器が変動を起こすこともあり、膝の緊張は呼吸器へも影響し、心の乱れを生む原因にも大いになりうるといわれています。

2 腰椎から見る基本運動

腰椎三番は腰椎一番とか胸椎十番と連動しやすいといわれています。それは、捻り運動というものを介して、これら三つの骨が一緒に動くからです。

そして、捻り運動はすべて泌尿器や腎臓《じんぞう》と関係しています。身体が力み、身構えた状態というのは、身体を捻って身構えます。そのような姿勢が弛まなくなると腎臓をこわす、ということになるのです。

手を上げたり下ろしたりといった上下運動や、首を後ろに反らせたり前に倒したりといった運動では、腰椎一番という骨を中心に腰椎五番、胸椎一番から四番といった骨が連動しやすくなっています。と同時に、これは頭の緊張・弛緩ということと関係が深いといわれています。頭が緊張してくると腰椎一番の力が抜けないで、五番が引っ込んでしまうので、五番と関係しているアキレス腱が縮み、つま先立ちで歩くようになります。泥棒歩きともいわれ、これは、静かに歩くだけではなく、頭の緊張にもよるものといわれています。

左右運動といって、重心を左右に移動する動きは、腰椎二番が支配しており、腰椎四番、胸椎の六番か九番という骨が、この左右運動を介して連動し合っているとされています。ここは消化器の働きと深い関係があり、また感情の動きとも直結しているとされ、消化器という器官と感情の動きは密接に繋がっているといわれています。但し、同じ感情でも呼吸器を激しく使う感情というものもあります。

例えば、メソメソ泣くというのは消化器的なものですが、ワンワン泣くとか、泣きじゃくるというものは呼吸器的感情ともいわれています。感情を長く抑えられていた状態から、激しい感情が表面化することなどは、消化器に影響するような感情が呼吸器に転換されたものともいわれています。

このような力は主に腰椎五番という骨に支配されており、前後の運動を介して腰椎一番と三番、胸椎一番から七番、頸椎七番といったところが連動しているとされています。

腰椎四番の支配する運動の一つに、骨盤の開閉運動と呼ばれる動きがあります。骨盤を中心に力を集める動きと、分散・開放しようとする動きのことです。これは生物として最も原初的な動きで、収縮と伸展、集中と分散、凝集と開放といった全身的なものといえます。つまり、生殖の働きに関係が深く、性欲もこの骨の動きにより影響されることが指摘されています。

極端な類別ではありますが、恋愛というのは骨盤を閉じる動きであり、生理や出産は骨盤が開く運動だともいわれています。

この運動に連動しているのが、胸椎四番、七番、九番、十一番、十二番、腰椎三番だとされています。

3 七個の骨からなる頸椎（cervical spine）

椎骨の数は、頸椎《けいつい》（Cervical spine）は七個、胸椎（Thoracic vertebrae・Dorasal vertebrae）は十二個、腰椎は五個、仙椎（仙骨）は五個、尾骨は三ないし五個。背骨の総数は三十二から三十四個です。

頸椎一番（C1）は（環椎ともいう）、頸椎二番（軸椎という）に、すっぽりと指輪のようにはまっています。棘突起《きょくとっき》という突起がないため、外側から触知するのが困難です。

非常に重要な骨で、脳の血行を直接支配しているので、その働きが狂ってしまうと死に至るか精神に障害を起こします。延髄《えんずい》に直結していますので、ここを刺すと即死します。

頸椎二番（C2）は、こちらも脳の血行を支配し、眼との関わりが深いところです。左にズレると目眩《めまい》のもとになったり、右にズレると脳の血液が下りなくなり脳溢血《のういっけつ》のもとになったりします。

頭痛や癲癇《てんかん》〈大脳ニューロン〈神経細胞〉の過剰な放電から由来する反復性の発作をきたす疾患あるいは症状〉などは、この頸椎二番が原因であり、神経的な緊張はともかくこの二番に表現されるといわれています。

頸椎二番の三側（指三本くらい外側の部分）は、脳活点と呼ばれ、失神や癲癇、日射病、ガス中毒等の急所です。意識がないものの、息のある状態のときの急所といわれています。

日常的には、頭痛、目眩、眼の疲れなどに効果的な急所です。

頸椎三番（C3）は、首の捻り運動を支配しています。捻り運動というのは、生殖器や泌尿器の動きと関係するとされており、頸椎三番は生殖器とも関係が深いといわれています。

また、鼻の機能も支配しており、例えば卵巣異常を起こすとニオイの感覚が狂ったりもするので、その場合は頸椎三番を調整することで改善されたりします。

頸椎四番（C4）は、首の左右運動を支配しています。特に耳の機能と関係が深いところです。耳というのは股関節と連動しているため、股関節の異常によっても直接影響されます。

また、頸椎四番は、顎関節《がくかんせつ》と直結しているので、咀嚼《そしゃく》（噛むこと）や喋《しゃべ》るといった舌や歯の運動とも関係が深いのです。頸椎四番は舌や歯の急所でもあります。

頸椎四番は、感情の微妙な動きとも関わっており、悲しみを抑えていると硬くなり曲がってきたりします。コンプレックスは頸椎四番の捻れから起こる現象ですが、大口を開けて唇を無理矢理指で開いてやると、コンプレックスが軽減されます。

頸椎四番の三側を中顎といい、感情の急所ともいわれています（温めると効果大）。

頸椎五番（C5）は、首の捻り運動と関係しており、喉の機能と直結しています。思春期には頸椎五番と六番が離れるので、男の子は変声期に入り、女の子は初潮《しょちょう》（卵巣から卵巣ホルモンの分泌が一定以上になり起こる初回の月経）を迎えるわけです。これは頸椎六番が甲状腺を支配していることとも関係します。

頸椎四番、五番、六番は、生殖器の機能を通して相互に関係が深く、耳、唇、喉といったところが性感帯になっているのも不思議なことではありません。

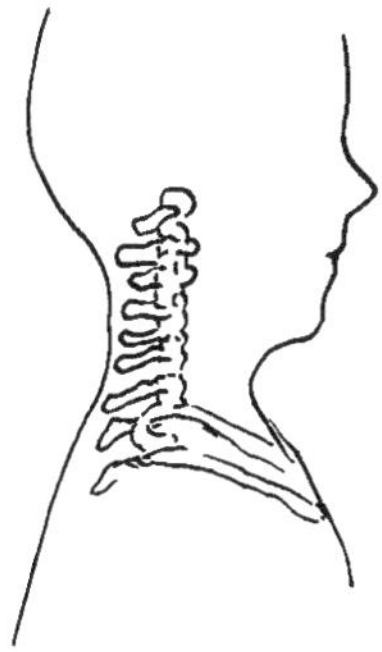

頸椎　© 神気会 2013

頸椎六番（C6）は、甲状腺『頸部前面に位置する内分泌器官で、甲状腺ホルモン、カルシトニン（甲状腺の濾胞傍細胞（濾胞《ろほう》とは、主に卵巣や甲状腺、下垂体などの内分泌腺にある完全に閉じ込められた袋状の構造をした組織〉などのホルモンを分泌する〉』を支配しています。

ムチウチ症は、頸椎六番が突出します。そして、多くの場合は左に曲がるといわれています。そのために甲状腺機能が低下して、肌が汚れてくるとされています。

また、頸椎六番が飛び出すと眠りが浅くなるため、よく夢を見るというか、目覚めた後も夢をよく覚えているようになるといわれています。


頸椎七番（C7）は、首を前へ倒すと一番飛び出す骨です（夢をよく見る人は六番が七番よりも飛び出している場合がある）。

頸椎七番は前後運動の急所です。気管を支配し、また迷走神経（十二対ある脳神経の一つであり、頸部と胸部内臓、腹部内臓に分布する）をも支配しています。喘息《ぜんそく》のある人などは、ここを叩くと咳が出はじめますが、喀血《かっけつ》（気管や呼吸器系からの出血）のときなどは、頸椎七番を叩くと多くの場合で止まります。

胃のガスは、頸椎七番が弛むとゲップとして出てきます。また頸椎七番を刺激することにより眼が一時的によく見えるようになったり、鼻が高くなったりするといわれています。

4 性エネルギーの源である仙椎〈仙骨〉（sacral）

仙椎は全体的にすべて生殖器に関係があり、いわば性エネルギーの源といわれています。特に仙椎二番というのは調整には最もよく用いられる急所です。胃潰瘍でも女性は仙椎二番だといわれており、女性の身体のすべては仙椎二番が決め手になるくらい重要な部位だといわれています。胃そのものの急所は、胸椎六番、八番、十番ですから、それらを押さえると、確かに胃は楽になるのですが、完治させるには仙椎二番が必要だとされています。

男性の場合は、精神的なストレスで胃をやられたりすると、頭と首を弛めれば良いのですが、女性は仙椎二番です。精神異常がある場合は、エネルギー過剰を恐れますので尾骨なのですが、それ以外は仙椎二番が重要だといわれています。

仙椎二番は、火傷《やけど》のときにこの部位をショックする（息を吐ききって、吸おうとする瞬間に、瞬時に強い力を加える〈叩く〉という方法）と痕《あと》になりにくいともいわれています。また関節炎とか十二指腸潰瘍《じゅうにしちょうかいよう》のときも、ここを押さえると効果があるとされています。

ここは妊婦の報告点でもあり、仙椎二番を押さえて足に響く感じがあれば妊娠とみるともいわれています。三ヶ月の終わりに、ここをショックすると胎児の発育が良いともいわれており（親から遺伝する色々な異常を持ち込まないで生まれやすくなる）、仙椎四番は、膀胱の急所です。他

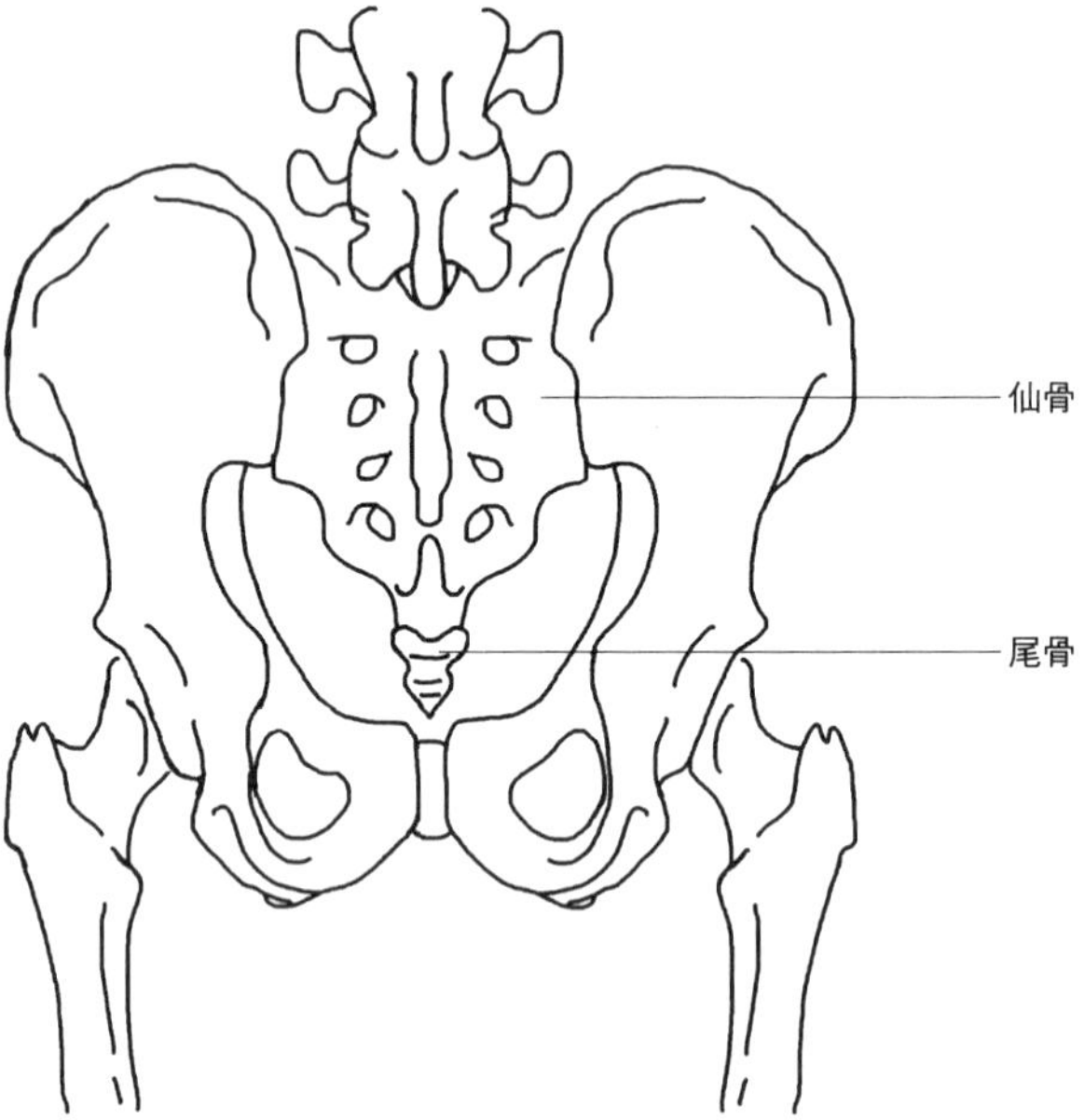

仙骨と尾骨

の仙椎は二番と対応して動くので、性の動きとの関連が主になります。

生理痛のときは、仙椎二番と三番を押さえてから、腰椎三番を押さえると治るとされ、仙椎二番と一緒に使われることが圧倒的に多いようです。

腰椎五番と仙椎一番の間を腰仙関節といいますが、ここは骨盤のエネルギー（性エネルギー）を上体へ伝えるための極めて重要なポイントになっています。

5 脳と直結している尾椎〈尾骨〉（coccygeal）

尾椎は、幼少期には三個ですが、二十代後半までに四個になるのが普通です。性エネルギーが大脳昇華しやすい身体の人だけが五個になります。

尾骨というのは頭と直結しています。頭痛、ヒステリー、不眠、眼の疲れなど、頭に関する異常は何でも尾骨だともいわれています。

第三節　調律点と「型」

1 普遍的な身体操作である「型」

「型」は、人のあらゆる身体操作において普遍的な原理を示すものです。正しい「型」は、生活の中でいかなる状況にも通ずる普遍性を有しています。筋肉でいうのであれば、筋が収縮すると、それによって身体の中心から遠い側（停止という）の骨が関節を介して動くことになります。

身体の各部位の動きは、関節がどのような方向の運動ができるのかによって変化します。

人の基本的な動作には、上肢を前方向から前面を通過させ上方向まで動かす運動（前に習えから上肢を上げる運動「屈曲《くっきょく》」という）と、その逆で、前方向から下方向まで腕を下げる運動（前に習えから気をつけする運動「伸展《しんてん》」という）、そして、下肢も同様に膝の角度を小さく曲げる運動（膝を曲げて片足で立つ運動「屈曲」）、骨どうし角度が大きく一八〇度に近づける運動（片足立ちから、気をつけの姿勢に戻す運動「伸展」）、上肢を前方向から側方もしくは後方へ移動させる運動「外施《がいせつ》」、上肢を前方から身体に近づける運動「内施《ないせつ》」、体肢（上肢・下肢）を体幹から遠ざける運動（上肢を下側から真横に上げる運動「外転《がいてん》」）、体肢を体幹に近づける運動「内転《ないてん》」、肘と手首を使い上肢を体幹の方へ回転させる運動「回内《かいない》」、その逆に肘と手首を使い掌を前面方向へ回転させる運動「回外《かいがい》」があります。

2 調律点と身体の動き「型」（正座、蹲踞《そんきょ》、中腰など、各種の型による身体の施術方法とその特徴）

＊頭部調律点

頭部第一調律点▼額の中央、頭髪の生え際にある穴。過敏減少の抑制。

頭部第二調律点▼眼と耳の前から頭頂部へ向かう直線の交点にある二つの穴。眼、消化器、神経系、感情、左右のバランス調整など。

頭部第三調律点▼頭頂部やや後ろ中央の穴。活約筋の異常調整。

頭部第四調律点▼後頭部の眼と耳からの直線の交点にある二つの穴。生殖器、腰力、妊娠の告知点ともいわれています。

頭部第五調律点▼後頭部中央の出っ張り。呼吸、眠り、発熱など。

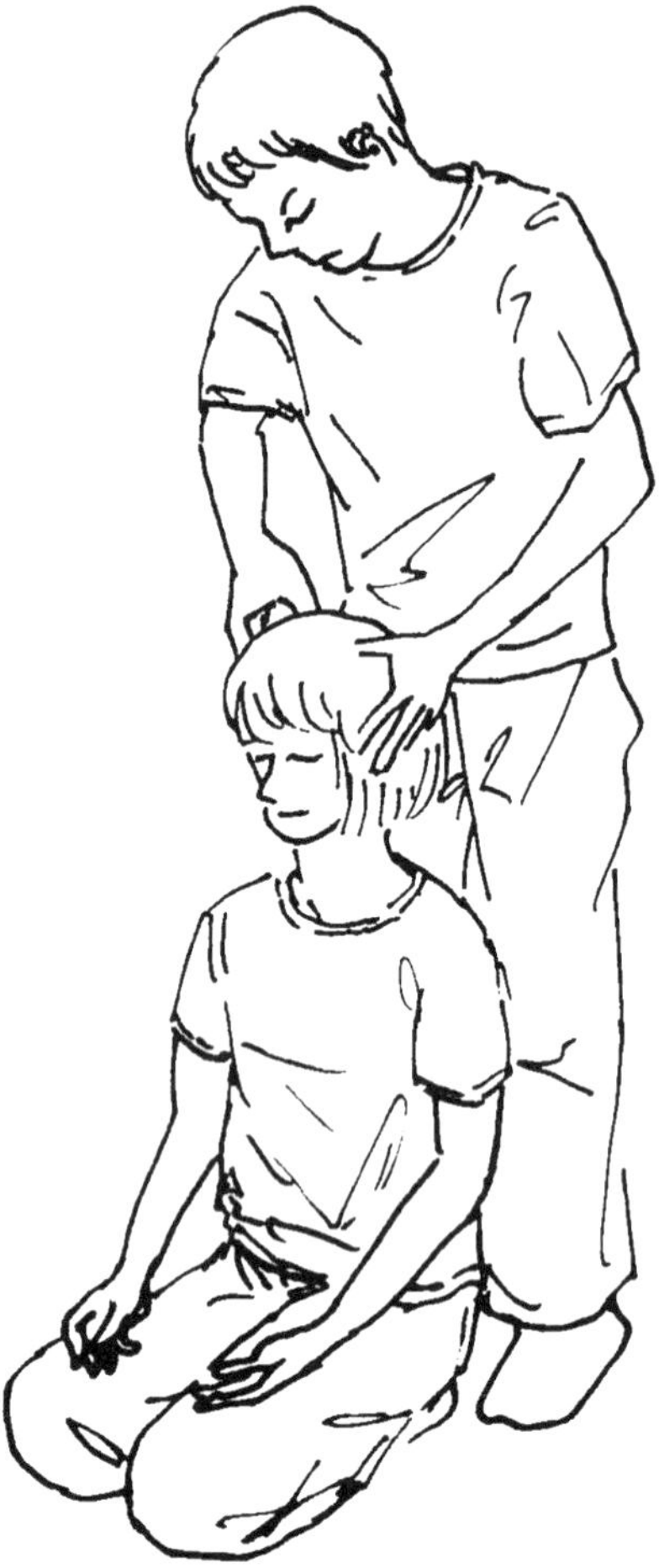

人に施術してもらう場合

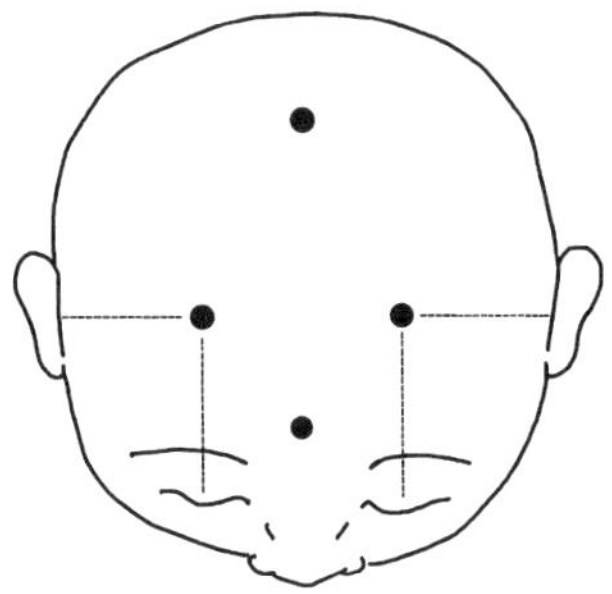

頭上より

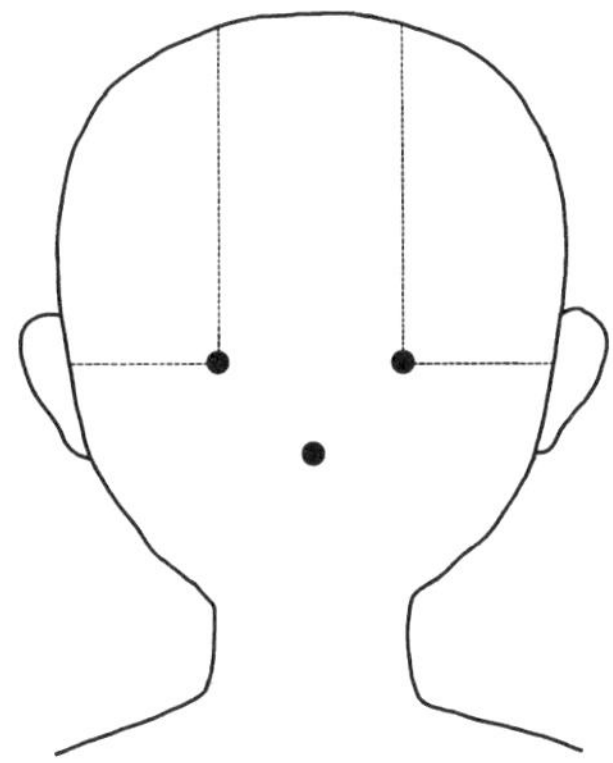

後頭部より

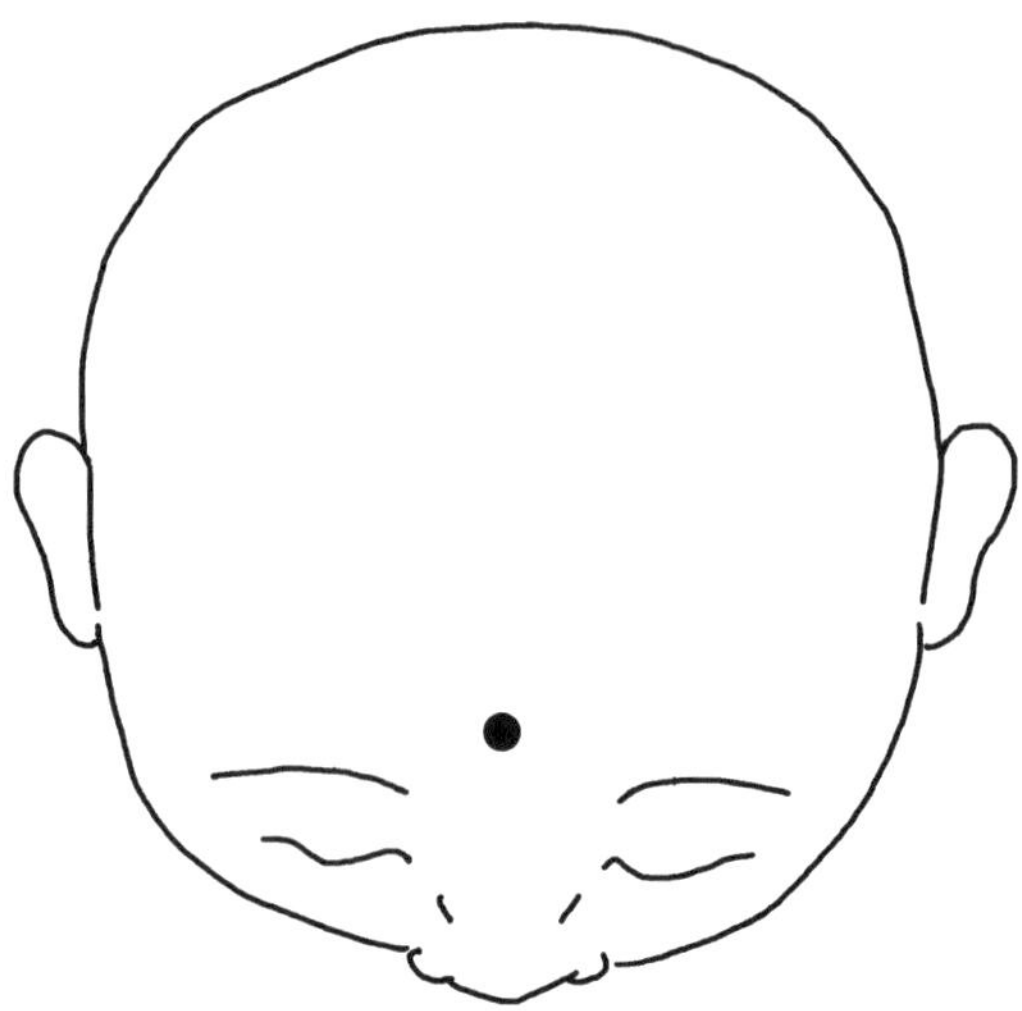

頭部第一調律点

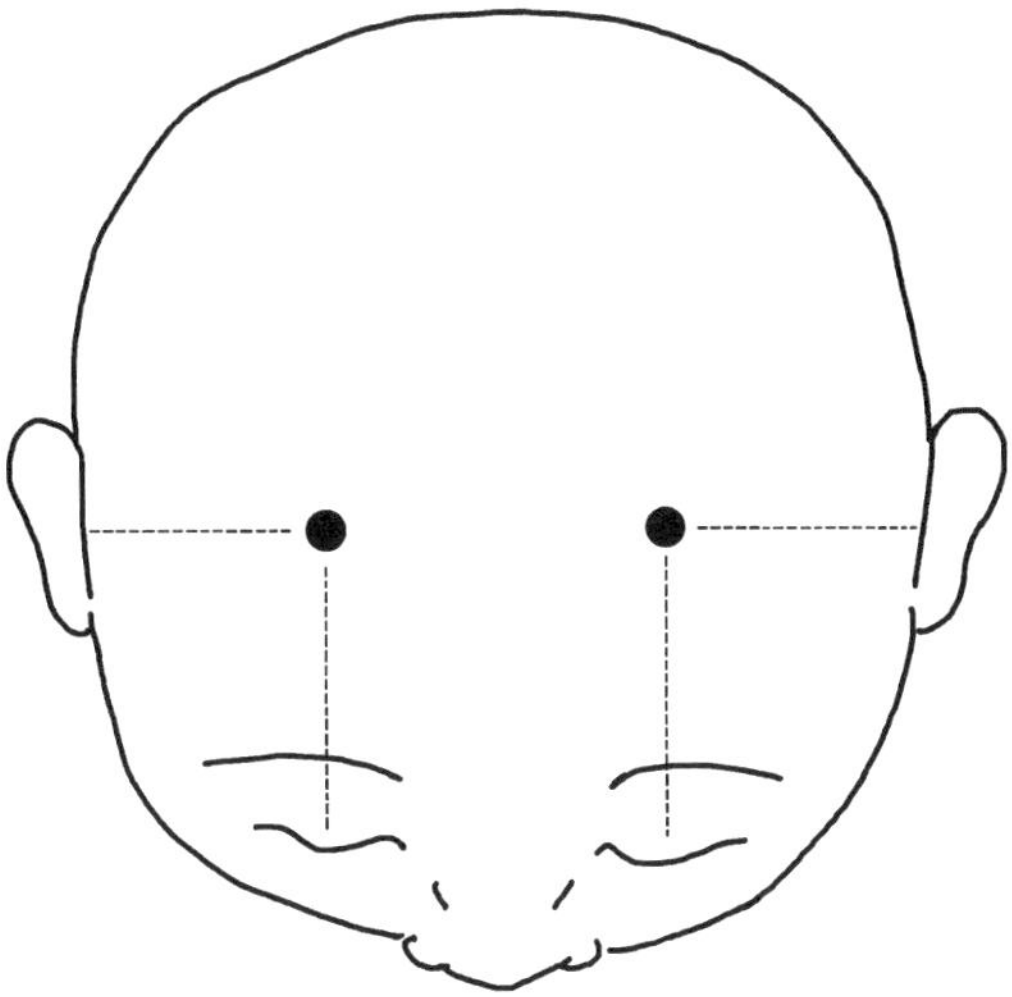

頭部第二調律点

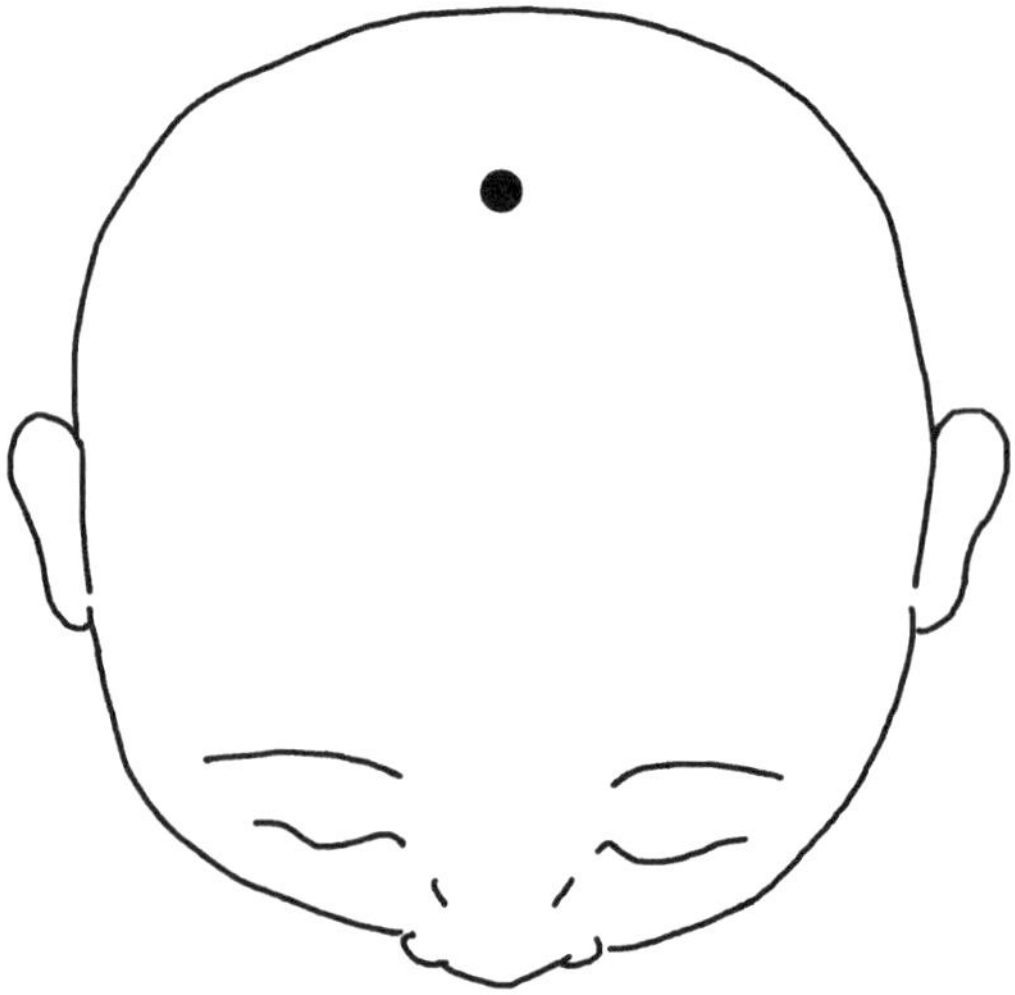

頭部第三調律点

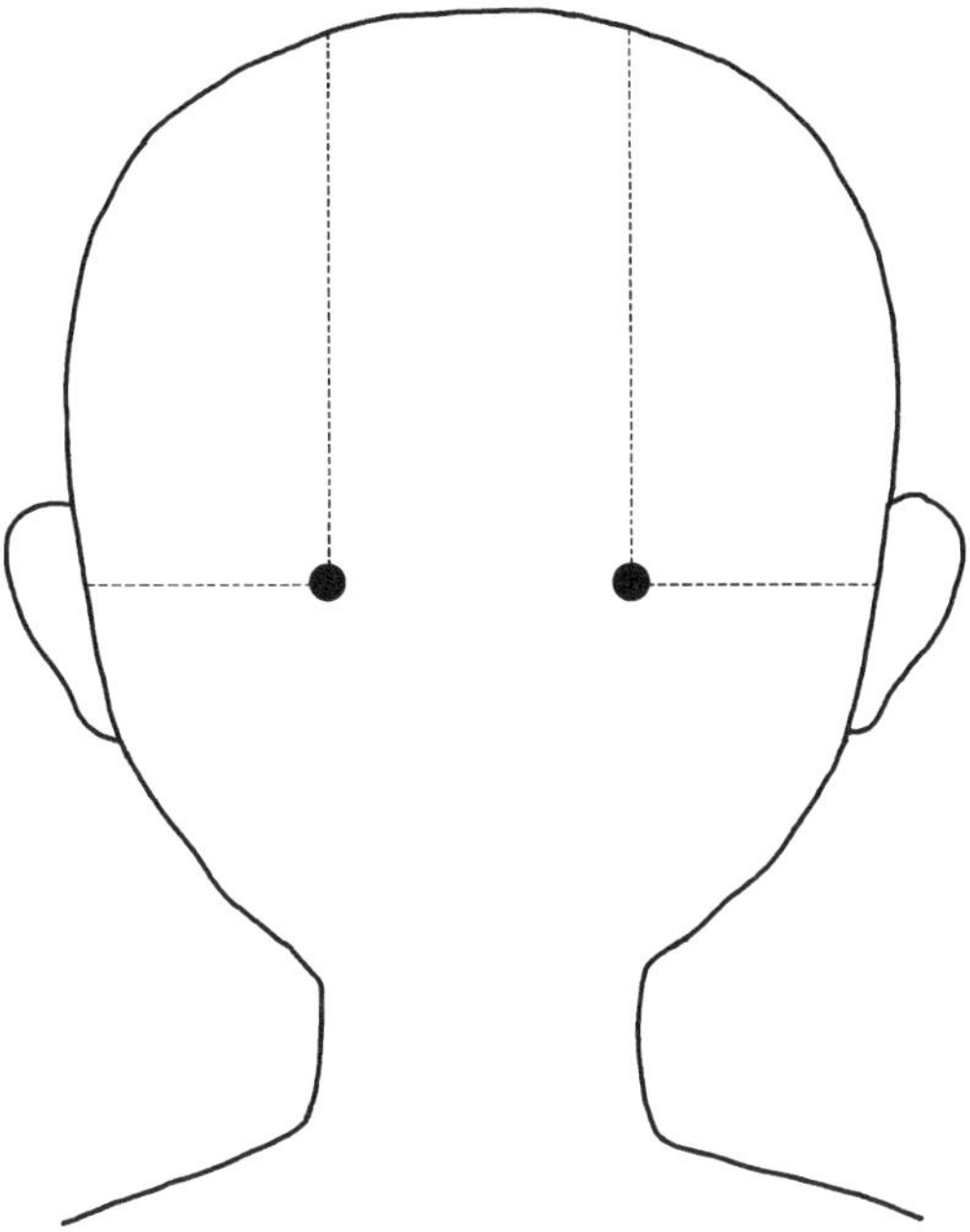

頭部第四調律点

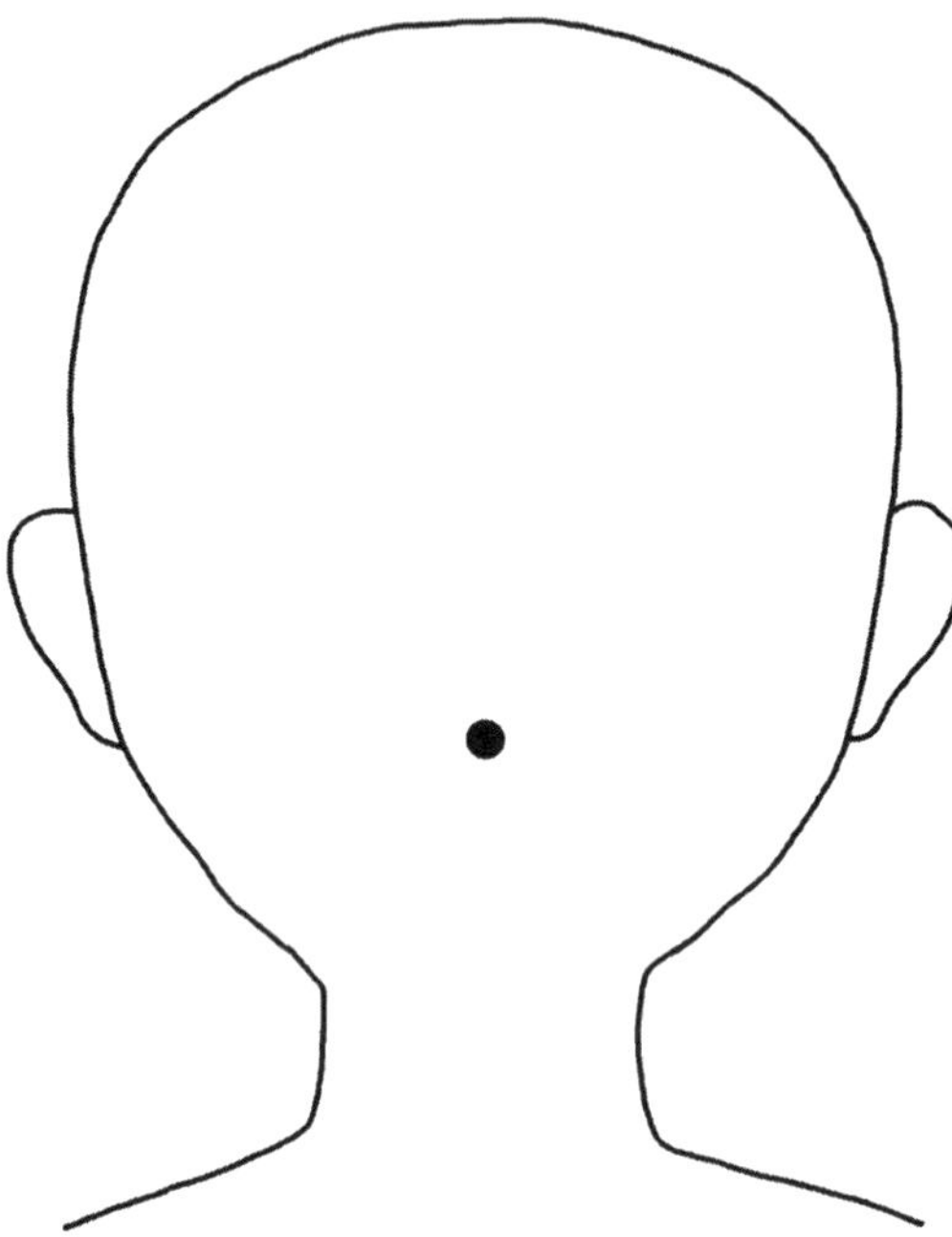

頭部第五調律点

＊上肢調律点

上肢第一調律点▼掌中央の窪み。心を鎮め、焦りや不安の解消、左掌は心臓の急所でもあります。

上肢第二調律点▼母指と人差し指の股。感情の調節、顔の皮膚、便秘、消化器の急所でもあります。

上肢第三調律点▼手首。睾丸炎、子宮の後屈、子宮筋腫の急所。神経、生殖器など。

上肢第四調律点▼前腕部の肘に近い箇所、消化器の急所。歯痛、口内異常、心理的に何かを握って放せなくなっているときなどの急所。

上肢第五調律点▼肘の曲がり角、内側の筋肉部分、ガンの急所。血液毒が炎症を起こす要因で、化膿、潰瘍、肺炎、虫垂炎、腹膜炎、腎炎、腸炎、皮膚炎、鼻炎、歯肉炎、口内炎など「～炎」の急所。神経系、頸部の異常など。

上肢第六調律点▼丹毒活点（化膿活点）。上腕の三角筋の下、肩と肘の間、血液の異常の急所。毒虫、毒蛇、植物によるかぶれ、蚊や蜂さされなど。

上肢第七調律点▼肩口三角筋の中ほどにある小さな窪み。

〈第七の一〉大胸筋。眠りの急所。神経の緊張が激しく、呼吸が浅い場合。

〈第七の二〉脇の下。肩や腕を上げる運動に関係し、四十肩や五十肩といわれる症状に有効。鎖骨の位置を正規に保つことや、鎖骨の骨折時や肩関節がはずれた場合にも用いられます。

〈第七の三〉腕の後ろ側の筋肉（水かき）。肩こり、歯痛、眼の疲れ、食べ過ぎ、乳腺異常、肩甲骨の動きと連動。

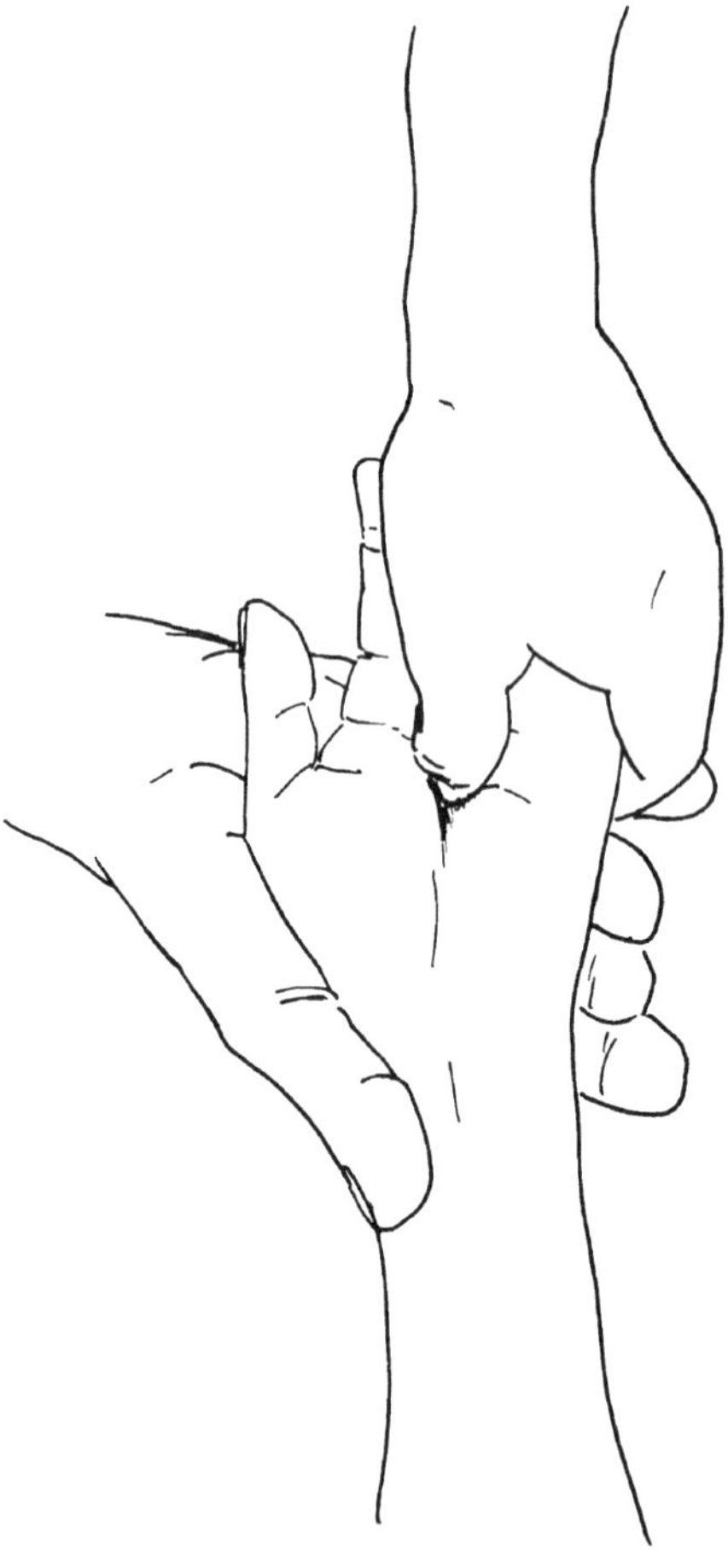

上肢第一調律点

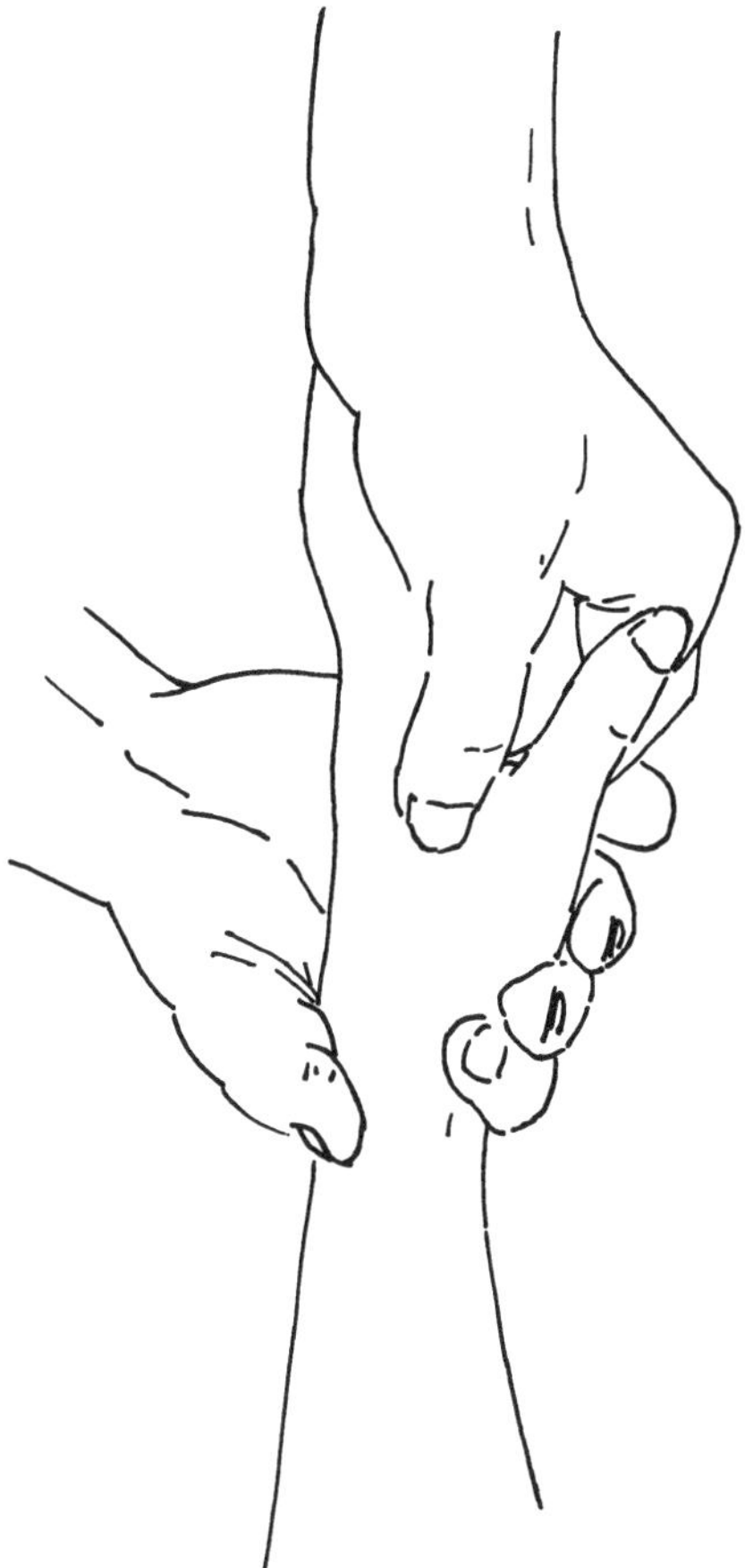

上肢第二調律点

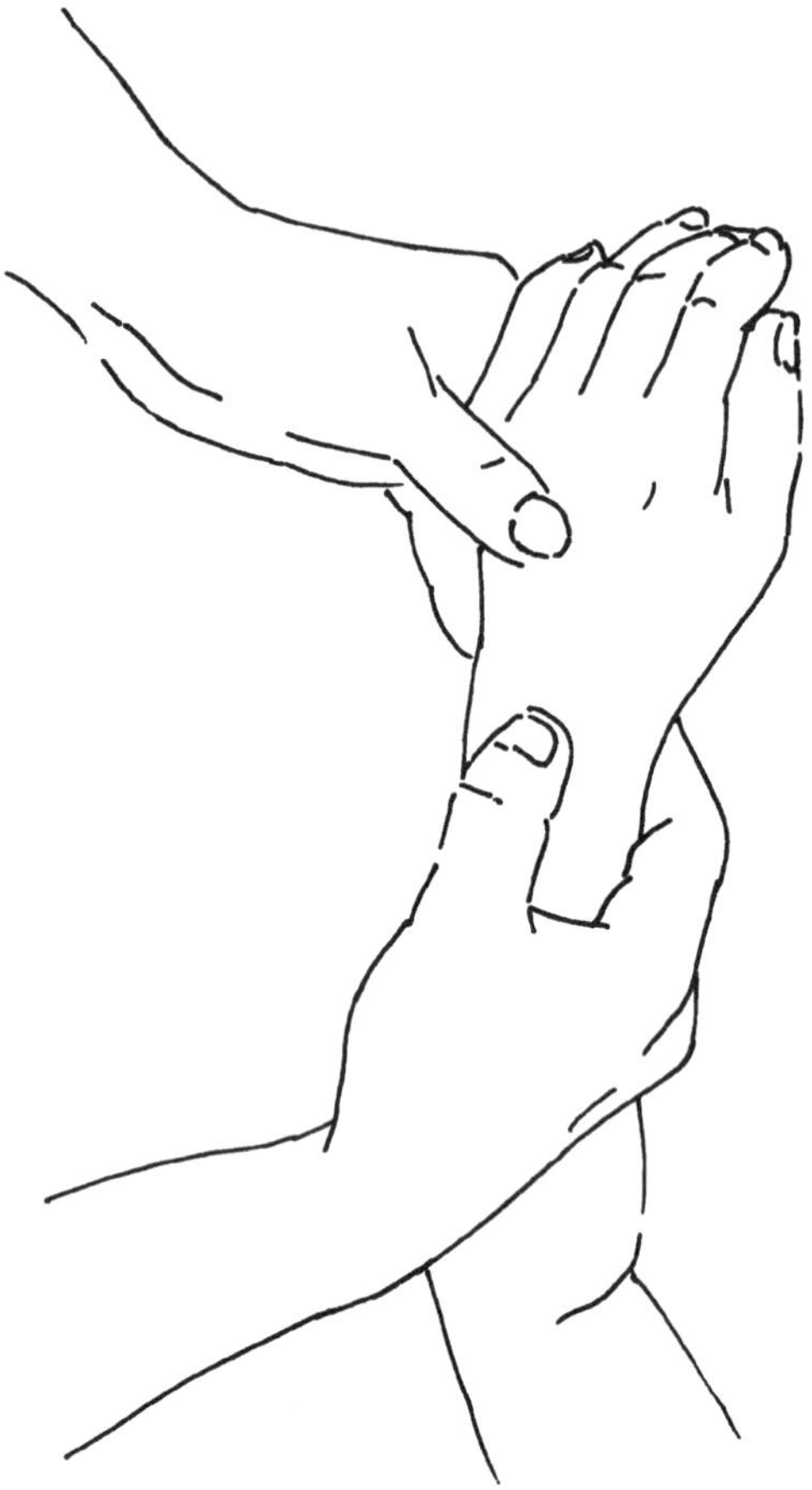

上肢第三調律点

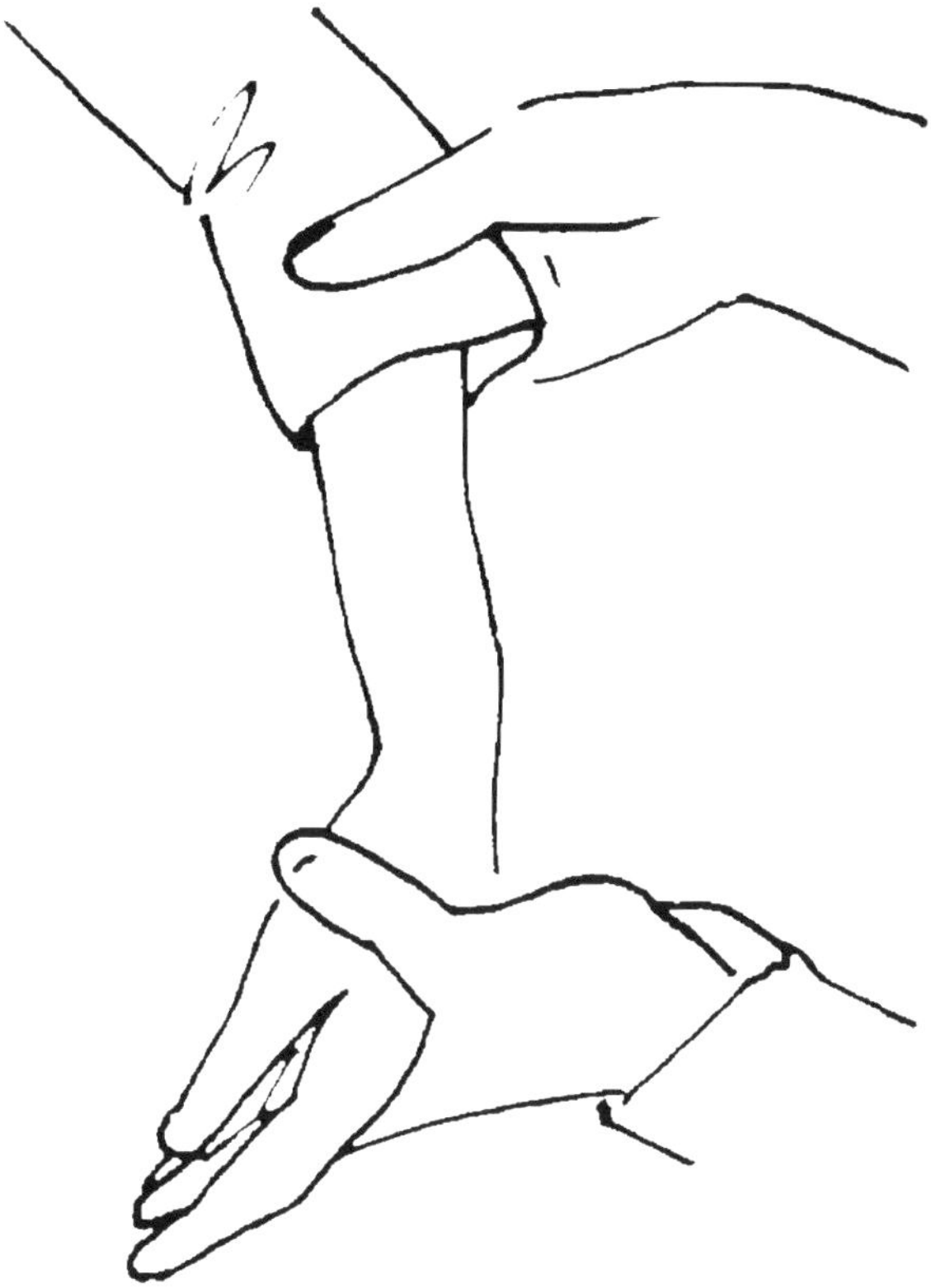

上肢第四調律点

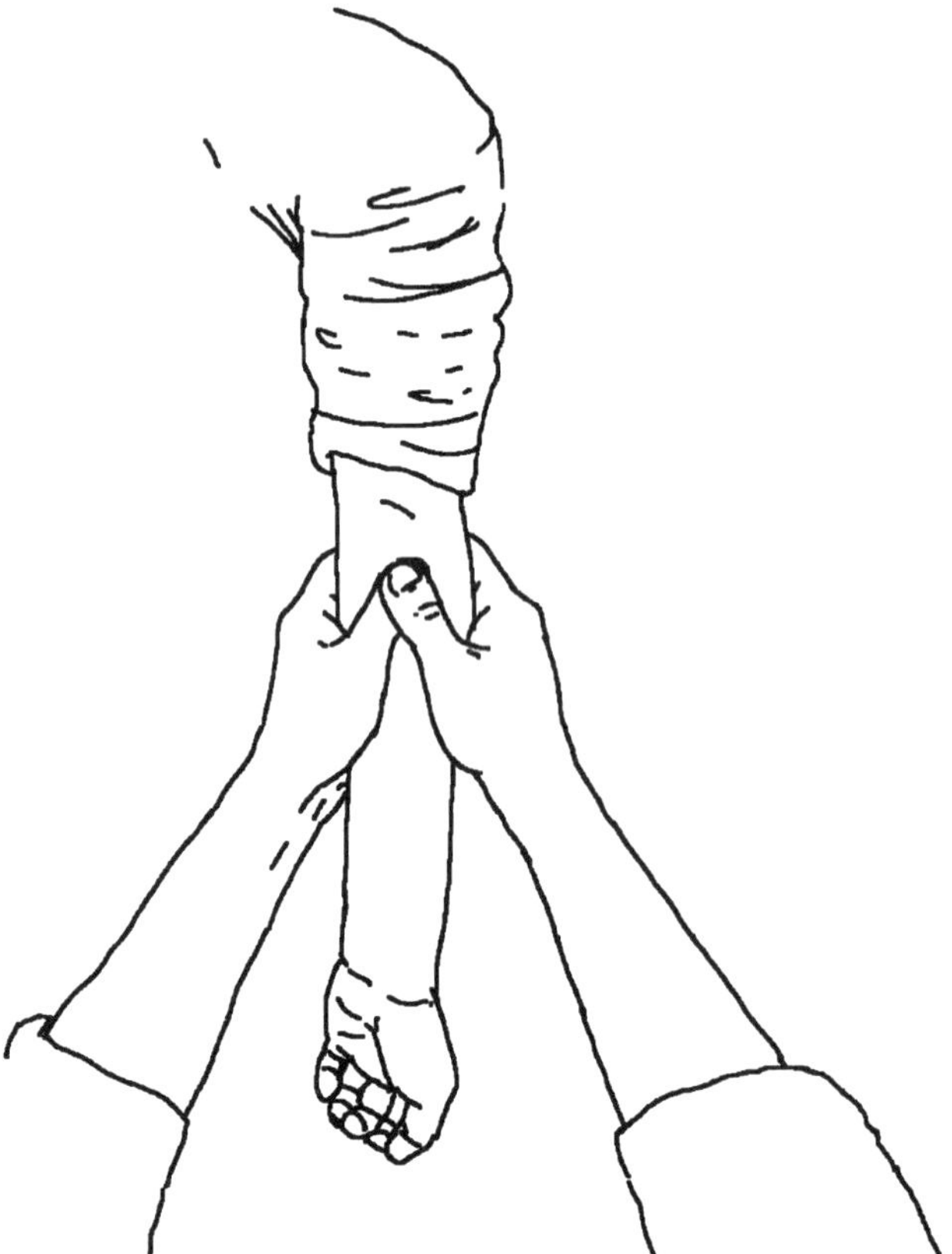

上肢第五調律点

上肢第六調律点

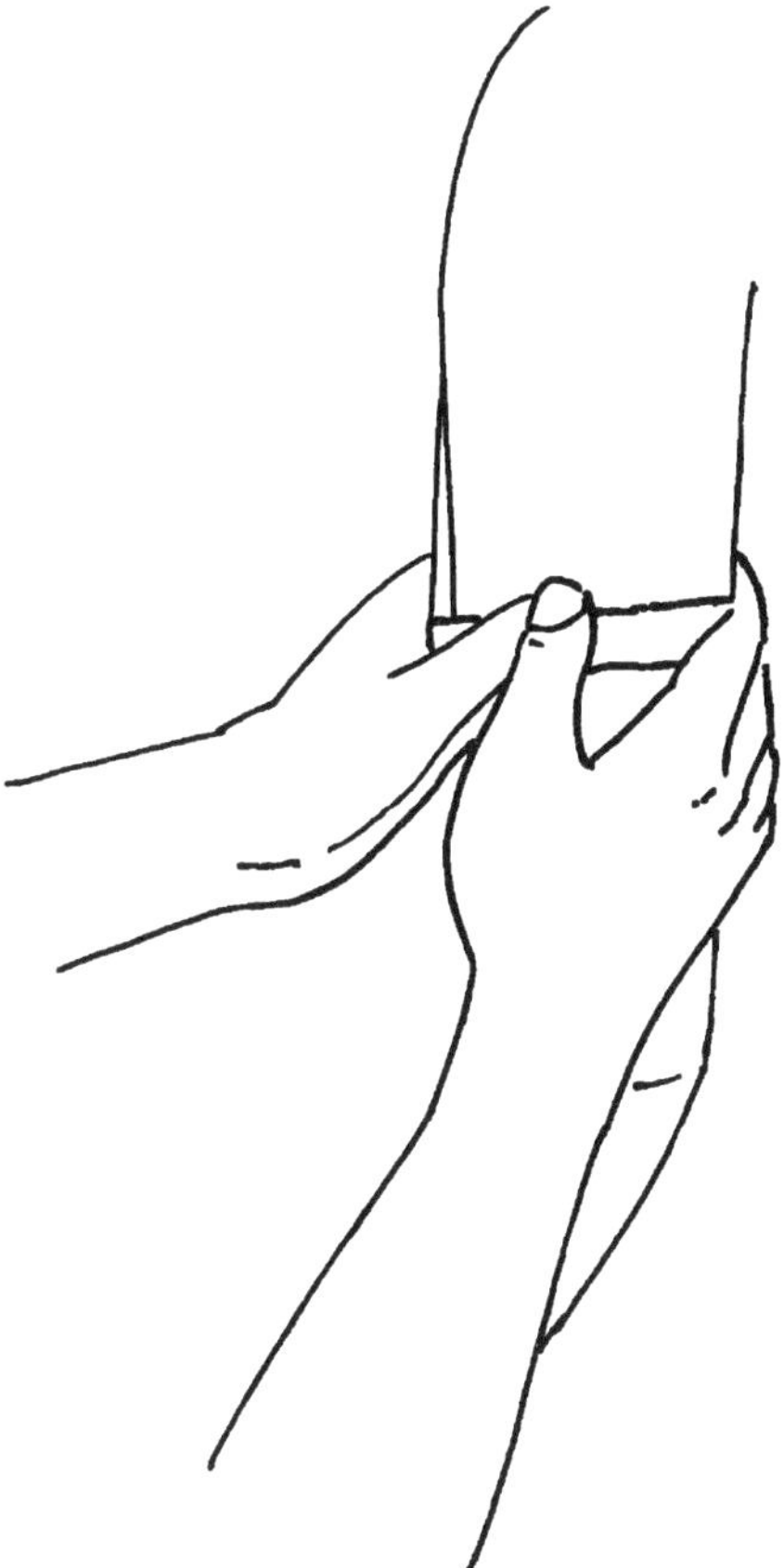

上肢第六調律点

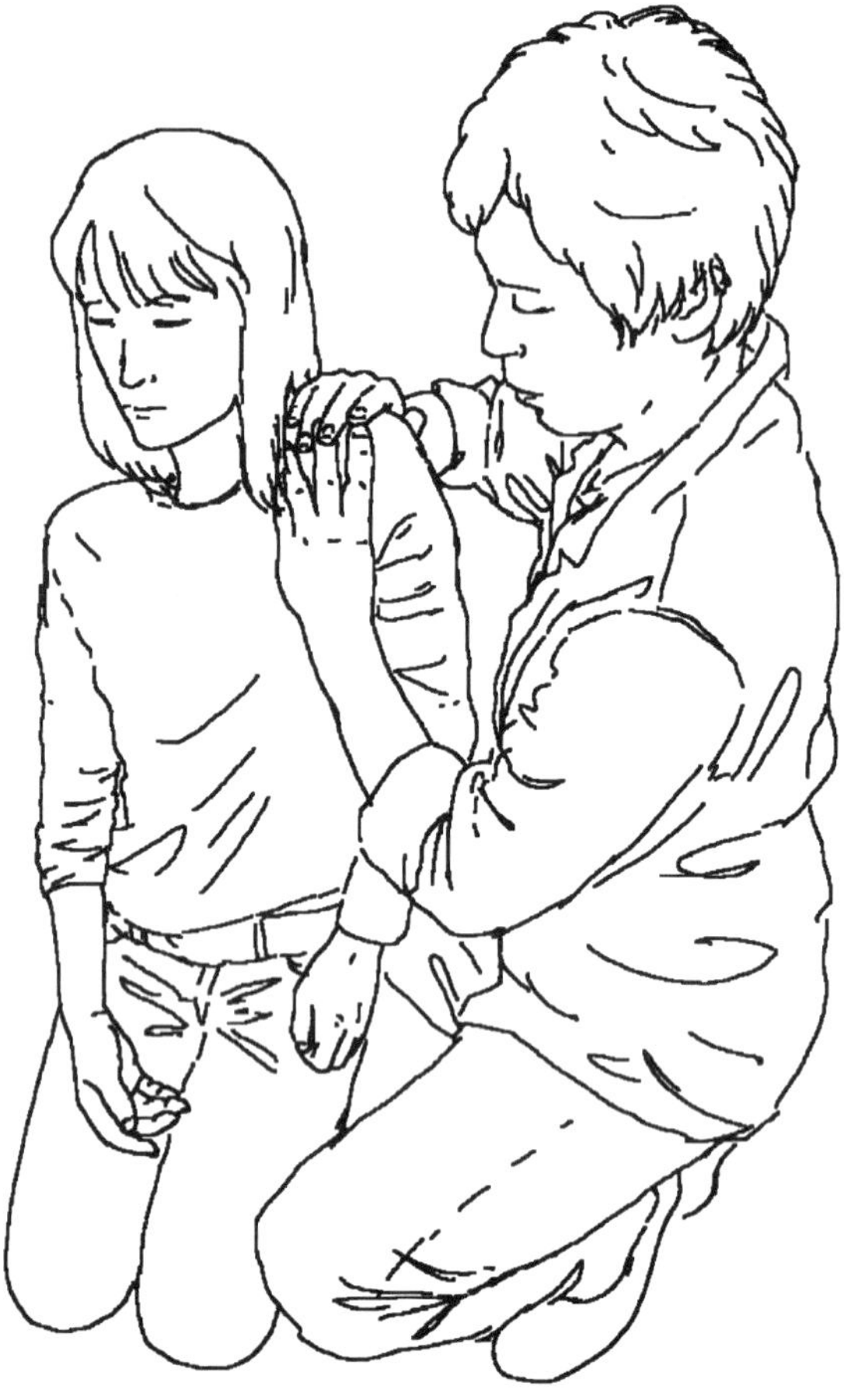

上肢第七調律点

＊腹部調律点

腹部第一調律点▼胸骨の下、みぞおち。身体の弛緩、毒素出し、「禁点」とも呼ばれ、死ぬ数日前に硬結が出ます。

腹部第二調律点▼第一調律点と臍の中央。栄養吸収を含めた外的状況との同化、摘要。

腹部第三調律点▼臍から指三本下、丹田。腰の力。

腹部第四調律点▼第一調律点から指三本左、肋骨の内側。感情凝固。

腹部第五調律点▼第一調律点から指三本右、肋骨の内側。「痢症活点」中毒、下痢。

腹部第六調律点▼左右肋骨と腸骨の間、脇腹。腰痛、肥満、高血圧。

腹部第七調律点▼臍を中心とした直腹筋円内。消化器、生命力。

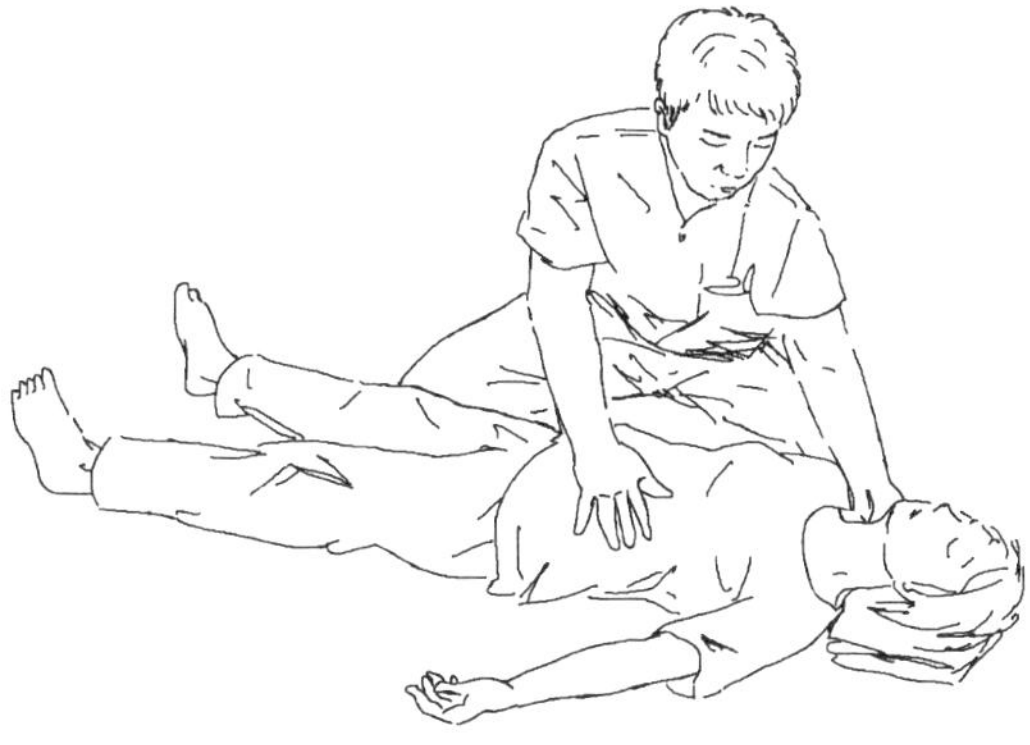

人に施術をしてもらう場合

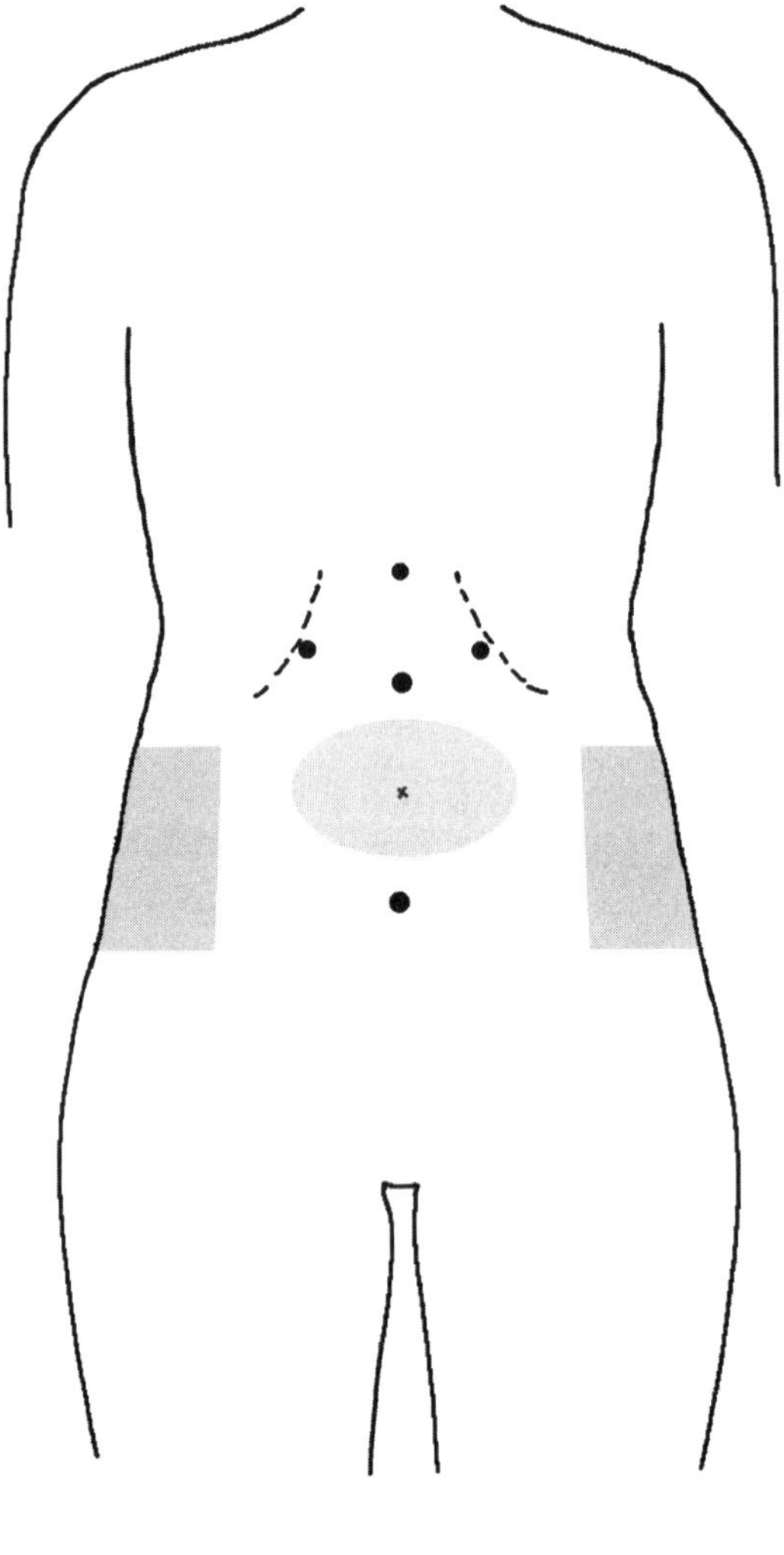

腹部調律点

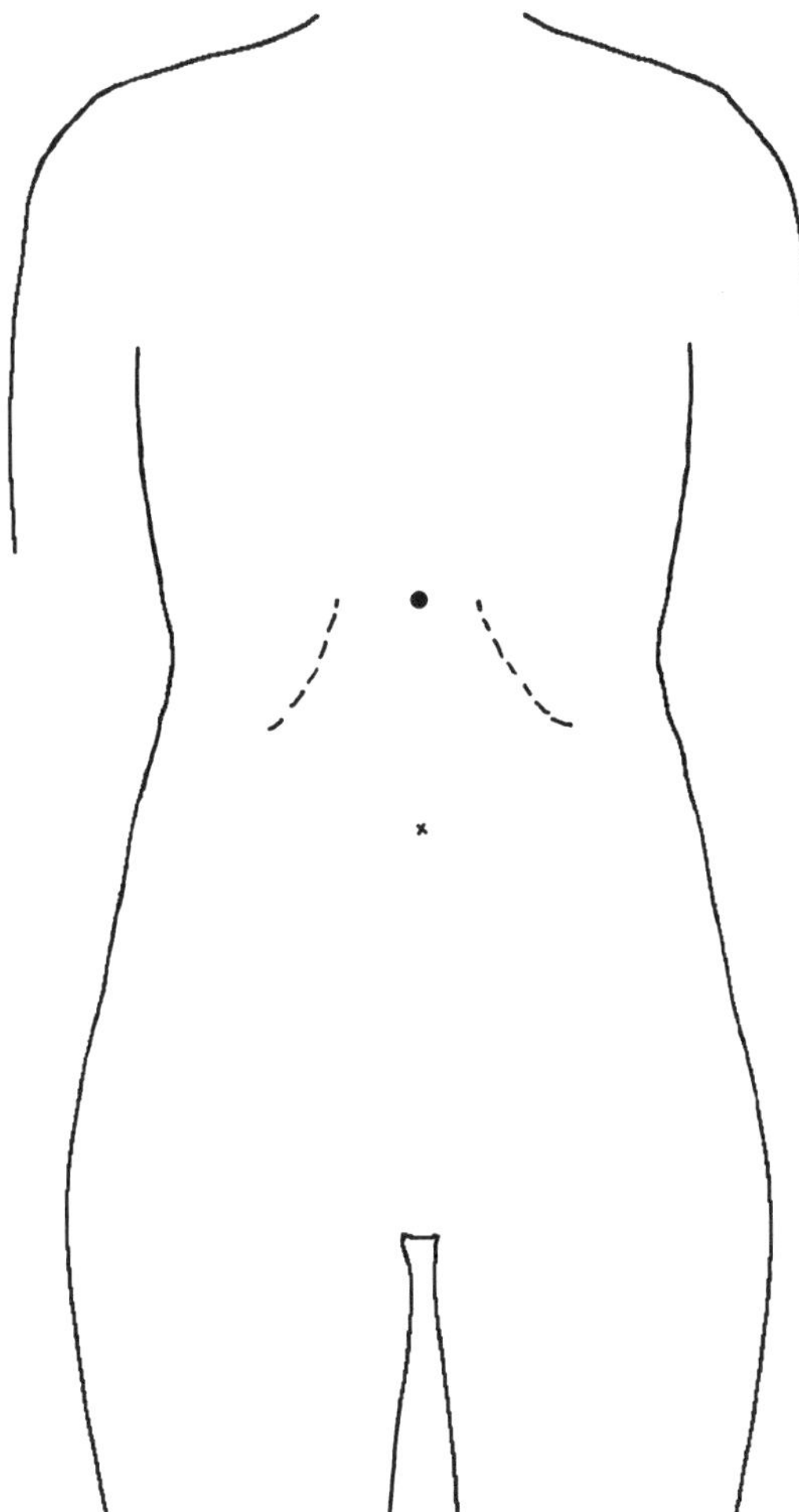

腹部第一調律点

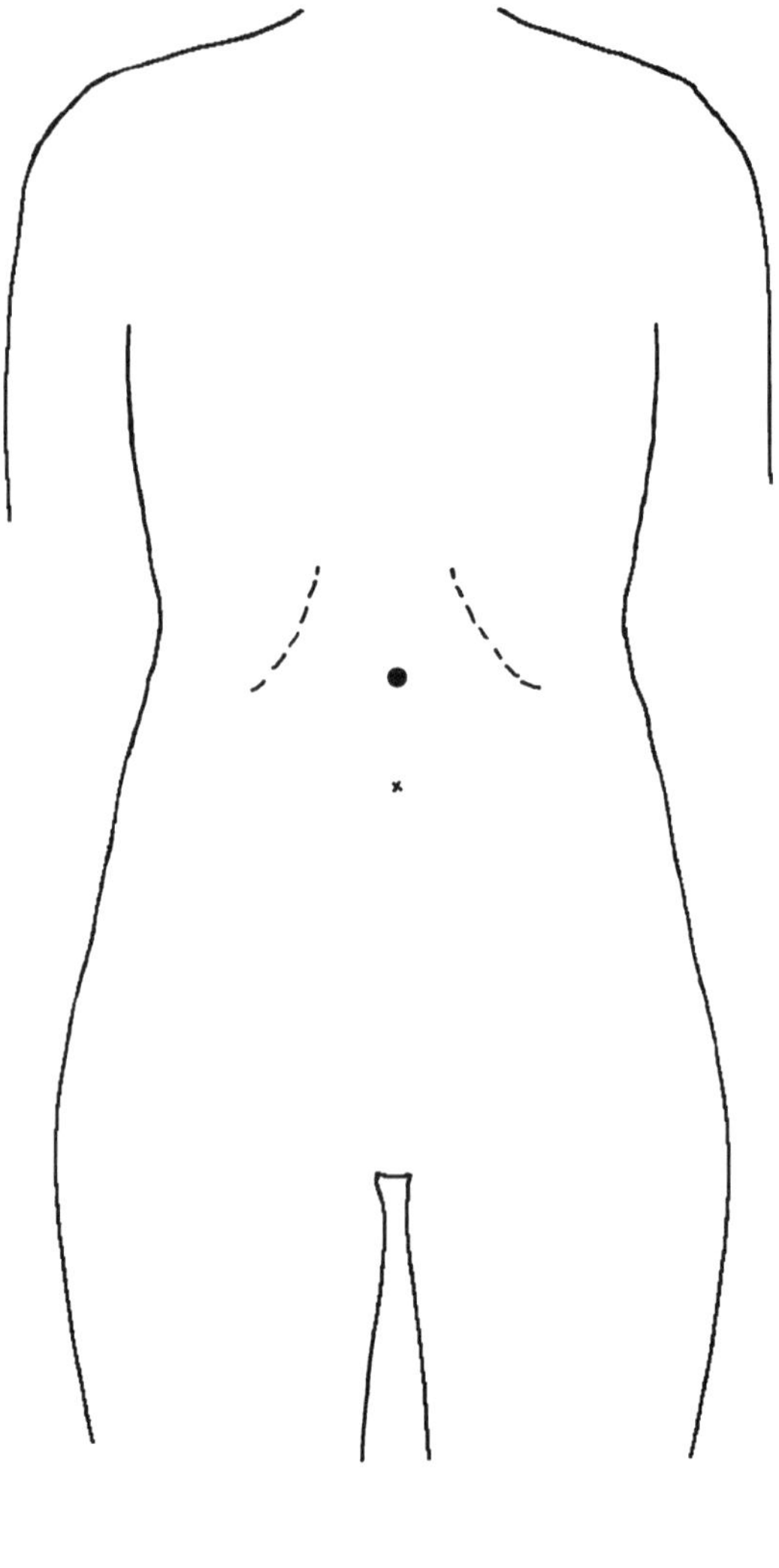

腹部第二調律点

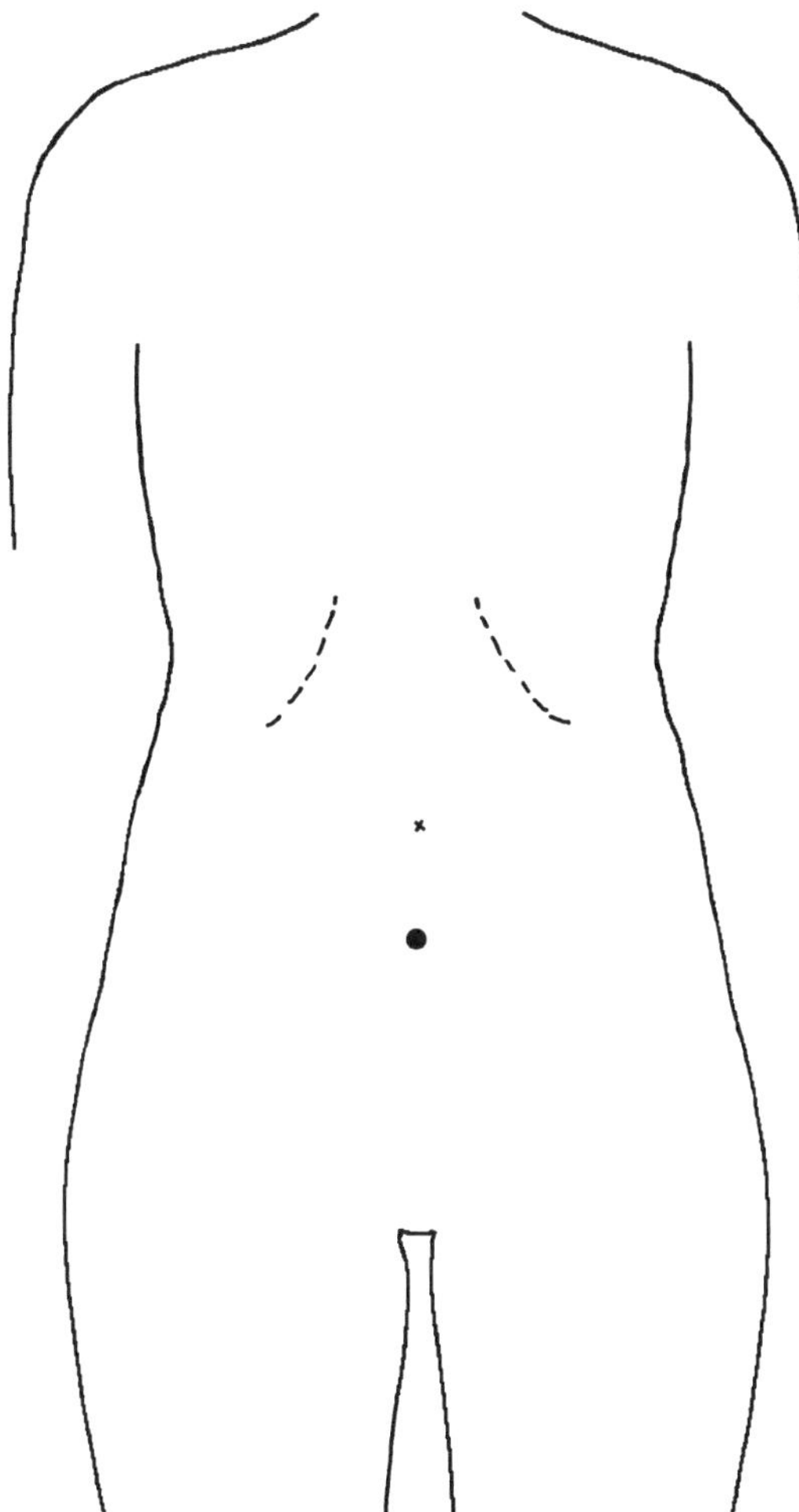

腹部第三調律点

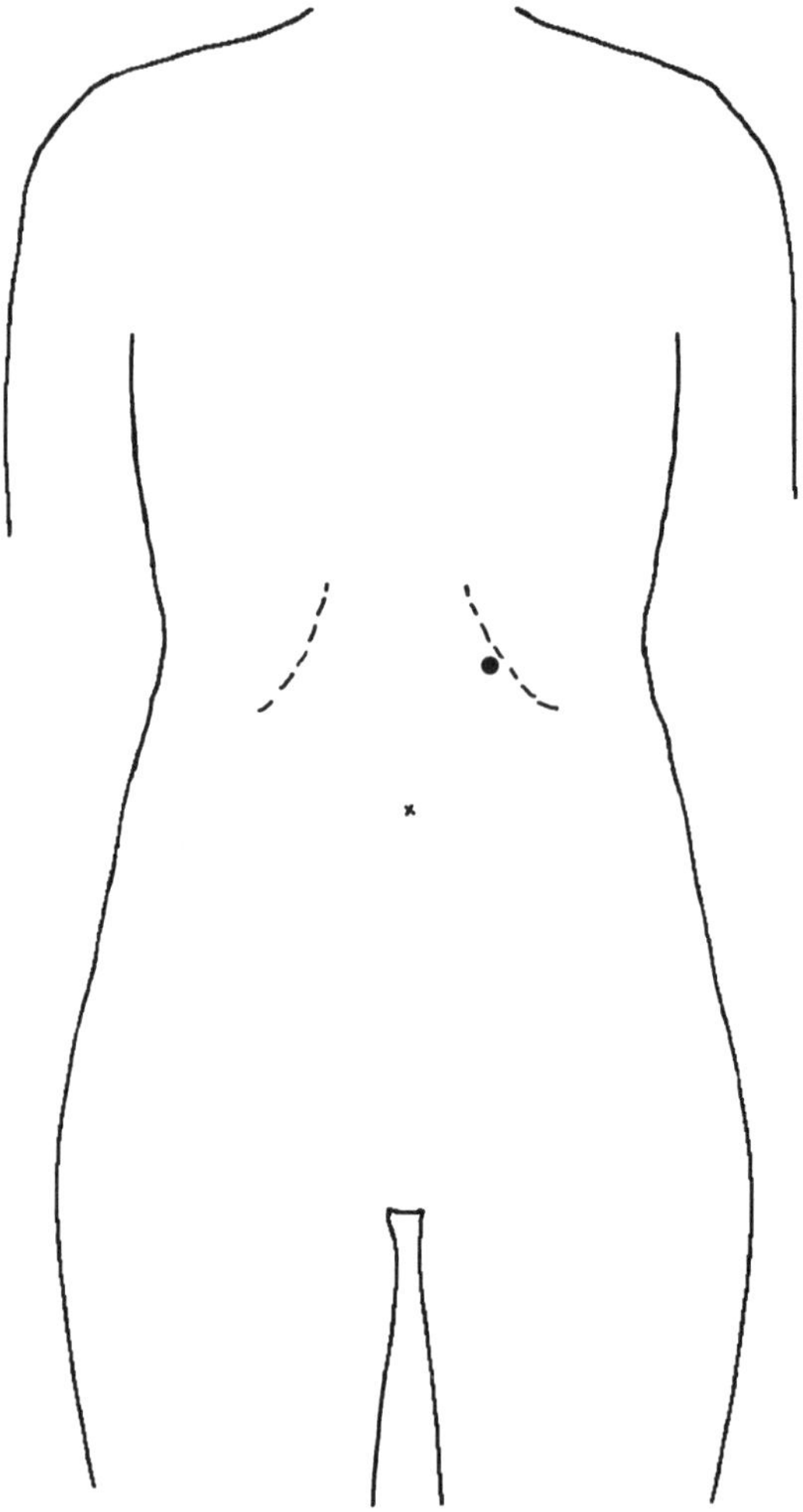

腹部第四調律点

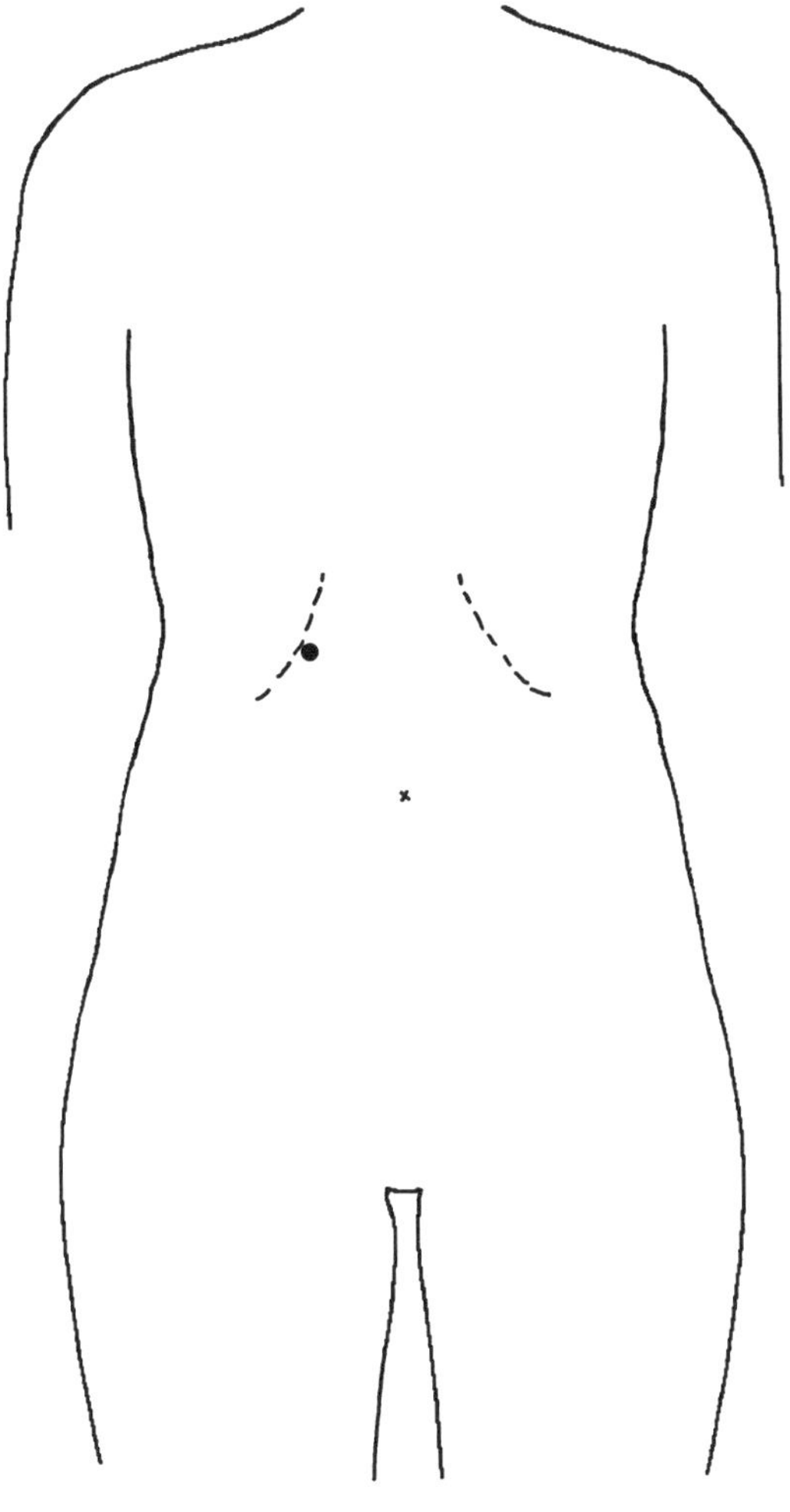

腹部第五調律点

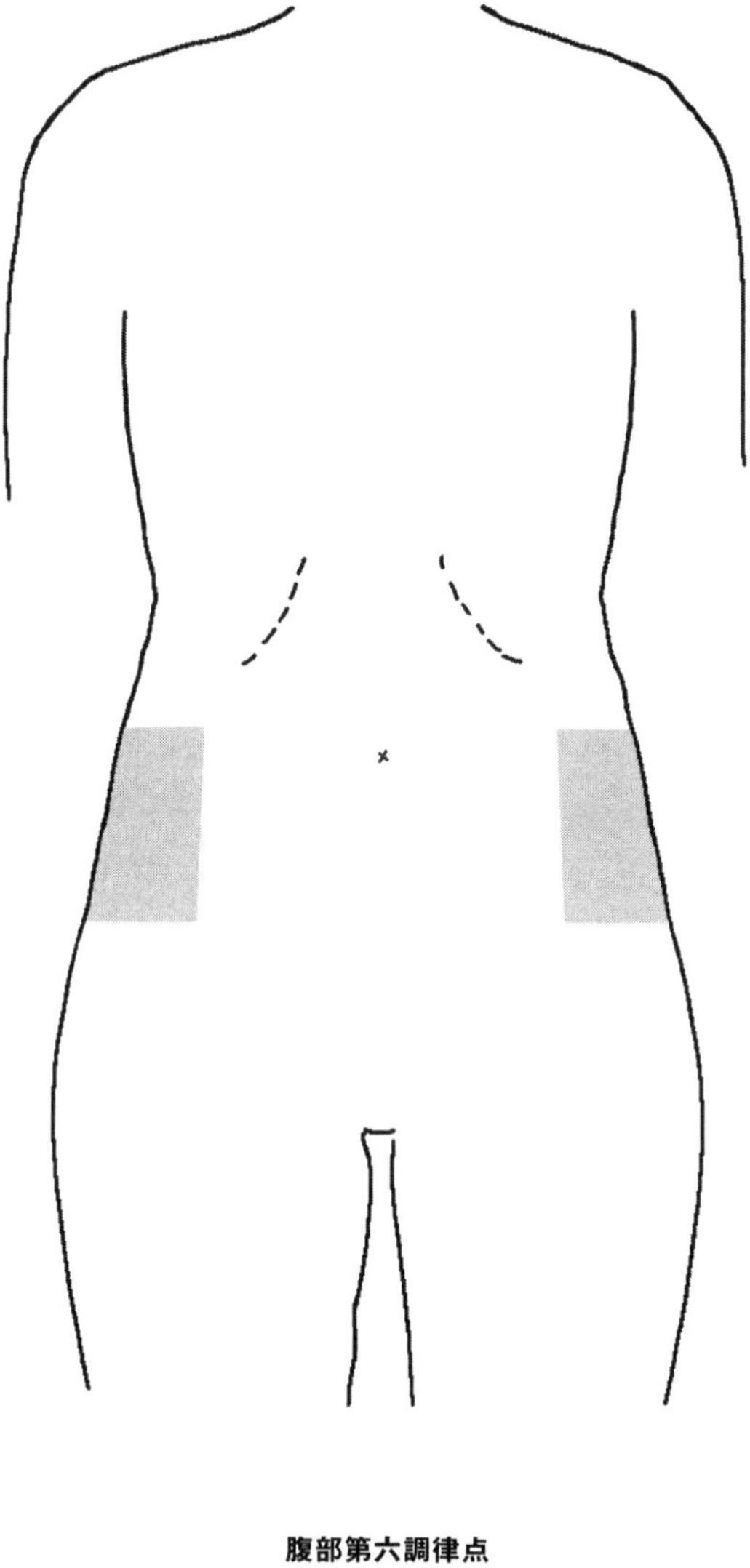

腹部第六調律点

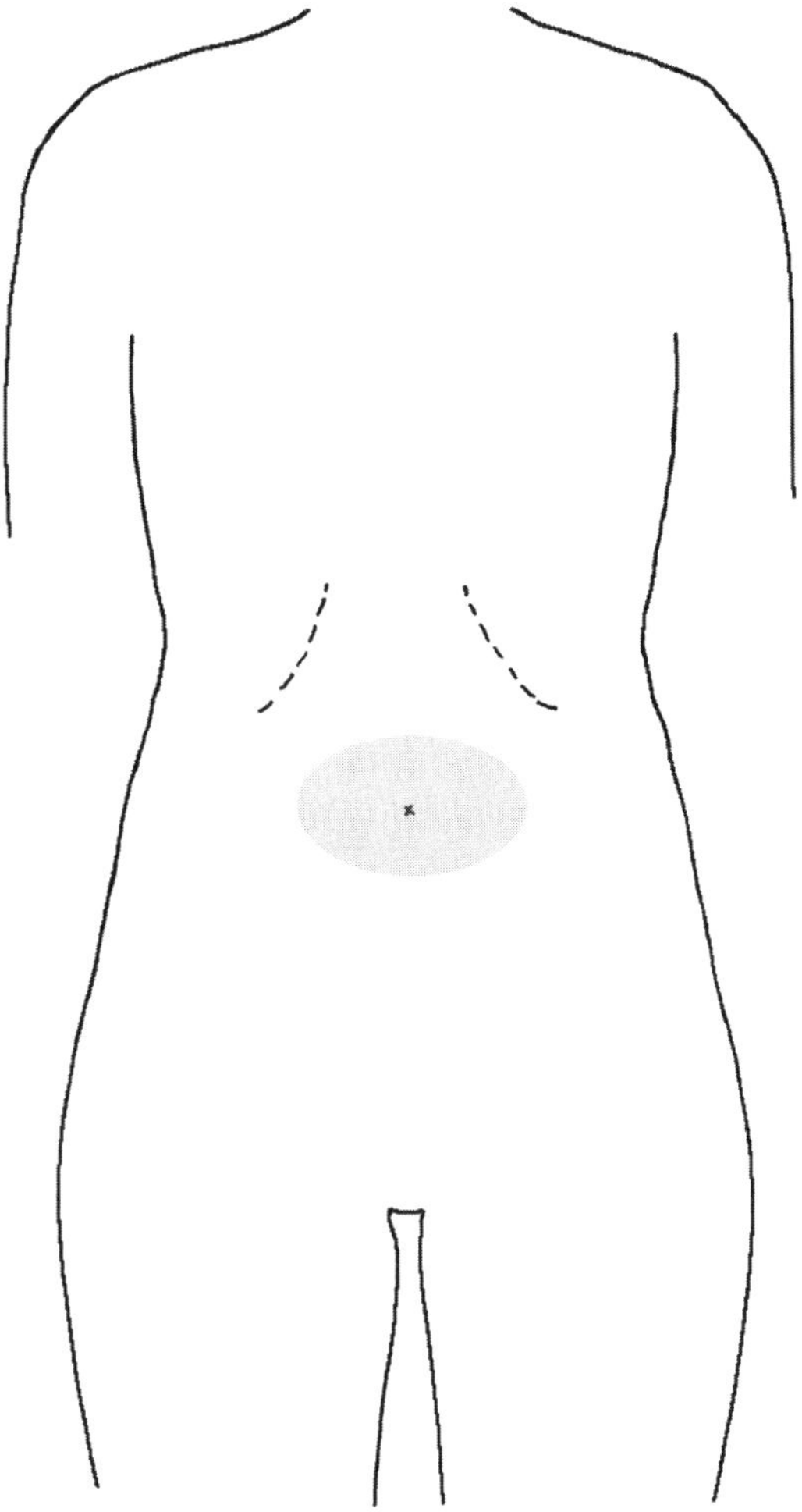

腹部第七調律点

＊下肢調律点

下肢第一調律点▼足裏中央。丹田力、「足心《そくしん》」とも呼ばれています。

下肢第二調律点▼中指と薬指の間。冷えの急所。

下肢第三調律点▼脹脛《ふくらはぎ》の内側。呼吸器、疲労、イライラなど。

下肢第四調律点▼膝下指三本外側。消化器、「三里《さんり》」とも呼ばれています。

下肢第五調律点▼内股の筋。右脚は消化器、左脚は泌尿器。

下肢第六調律点▼大腿部の外縁。食欲異常、呼吸器、消化器など。

下肢第七調律点▼足裏側の太もも中央。呼吸器、眼、汗の内攻。

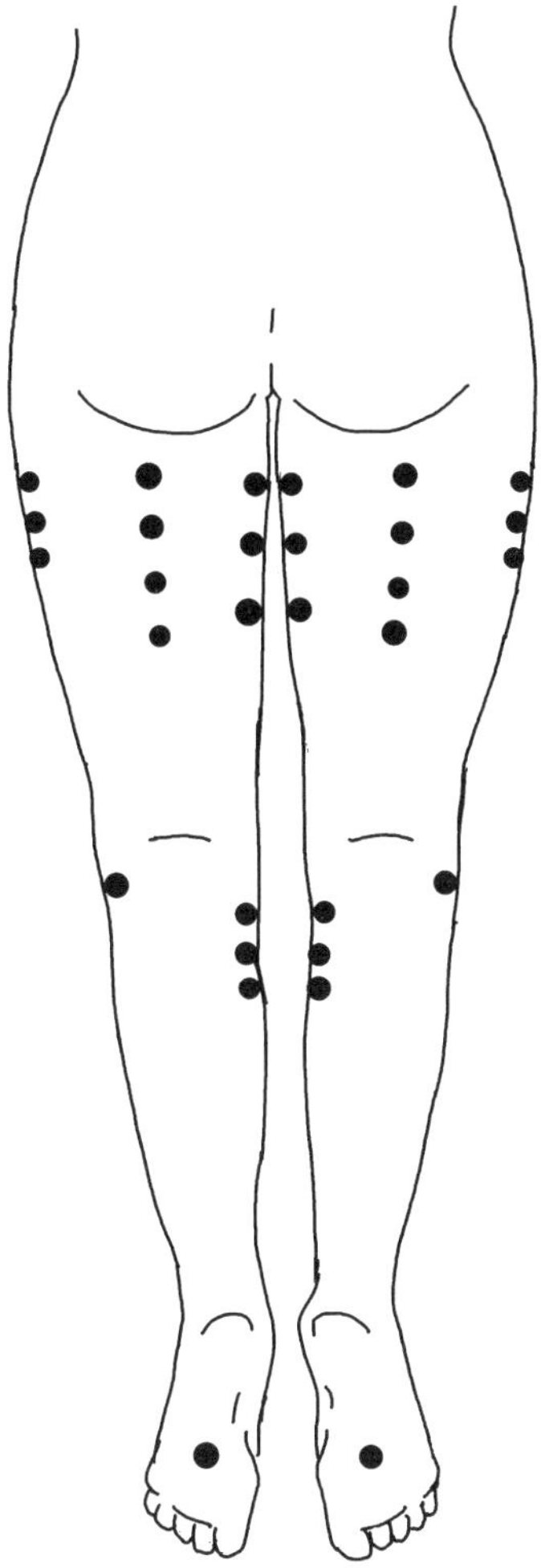

下肢調律点

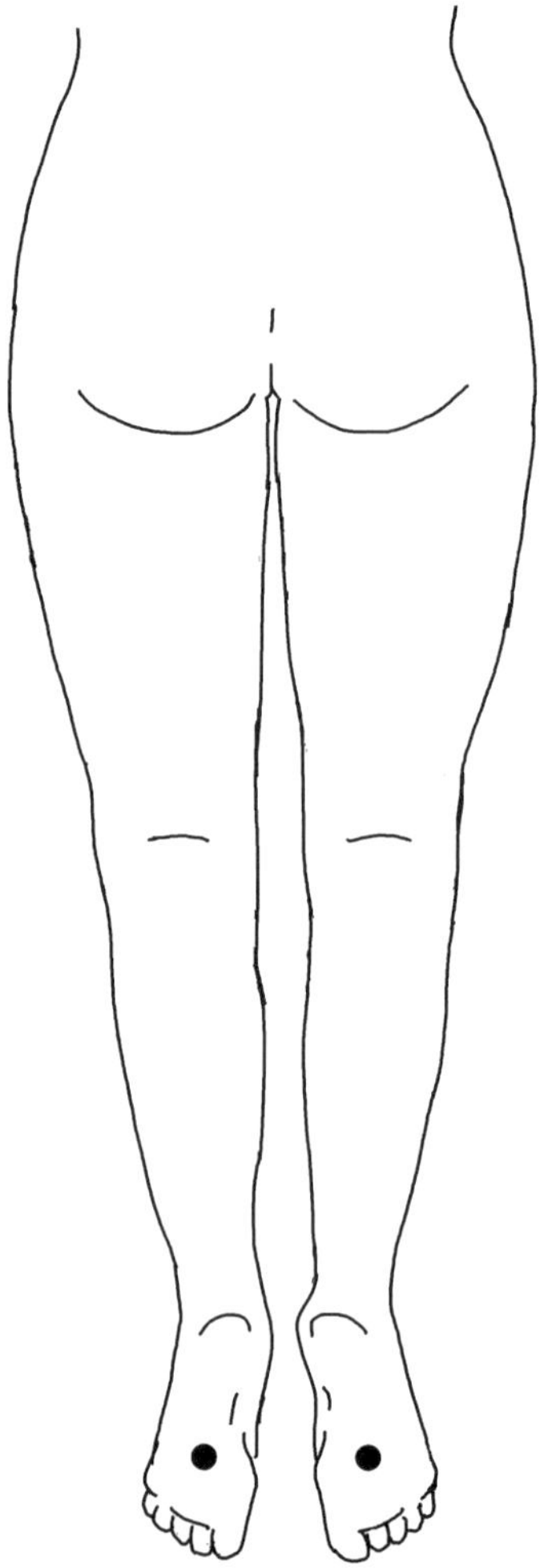

下肢第一調律点

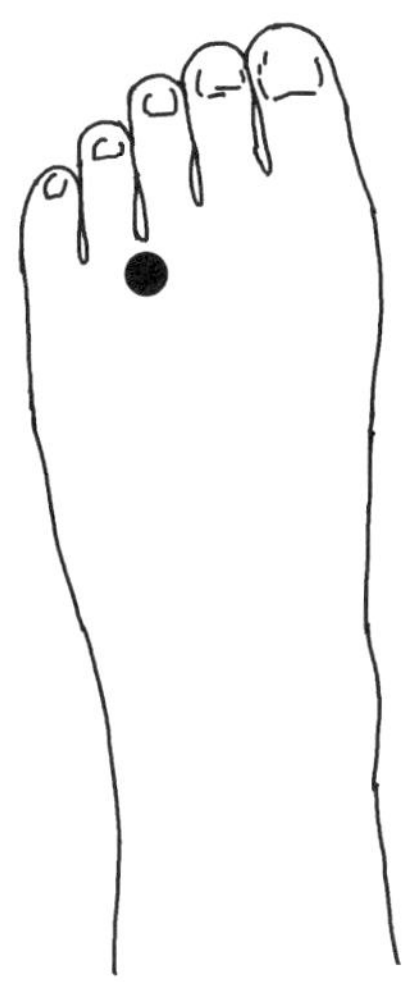

下肢第二調律点

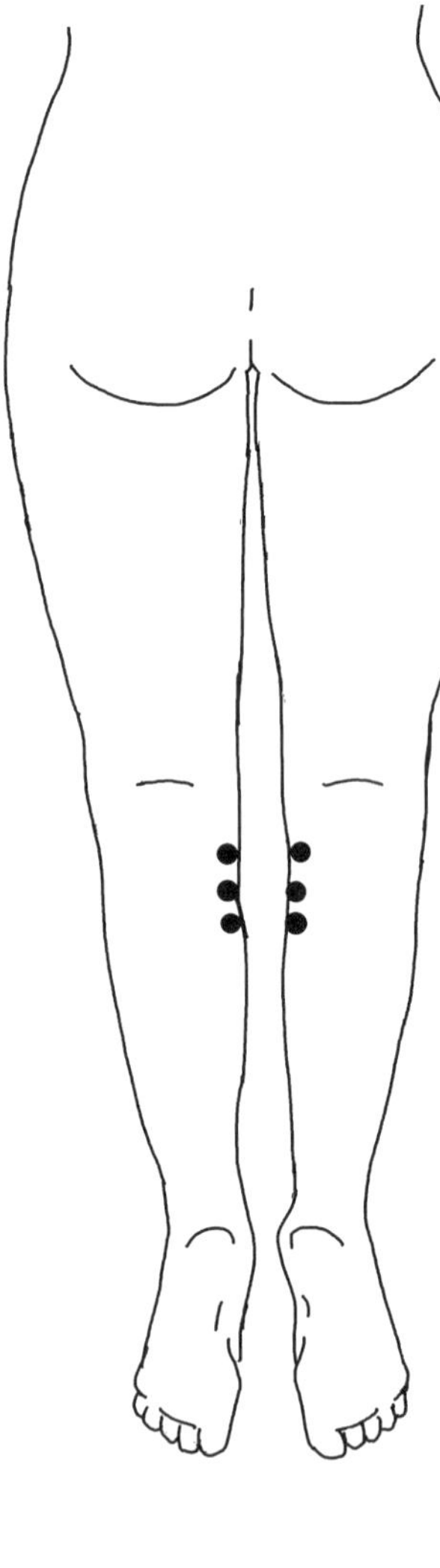

下肢第三調律点

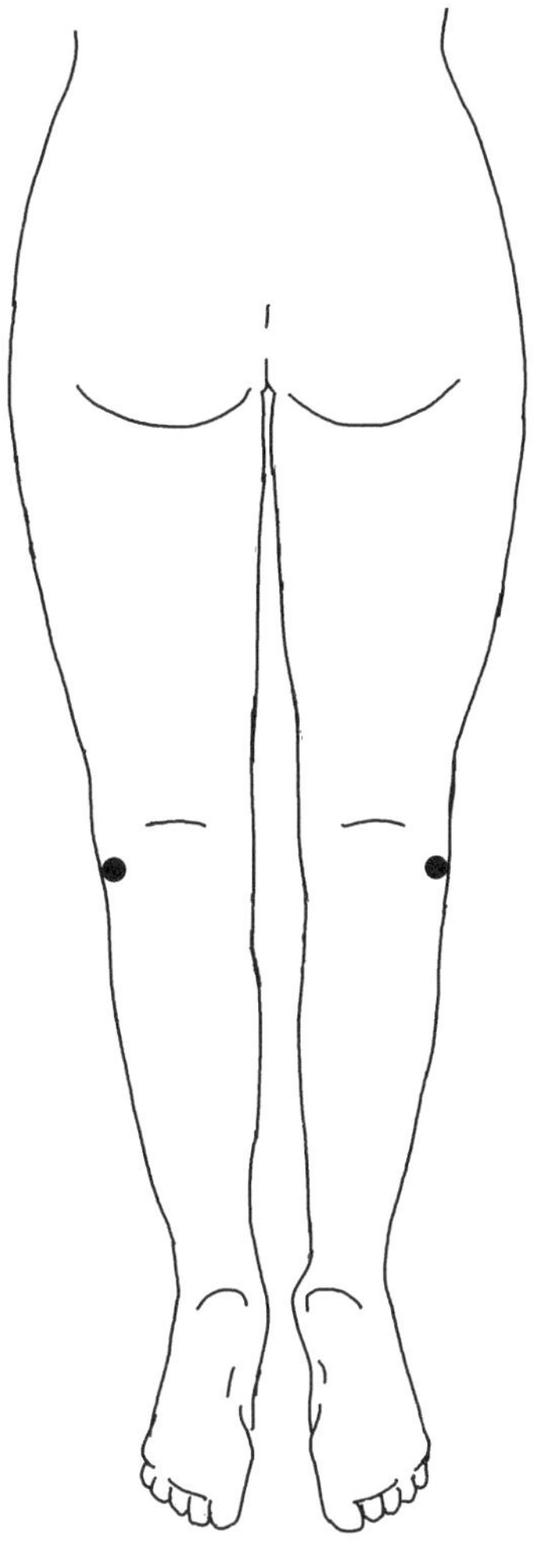

下肢第四調律点

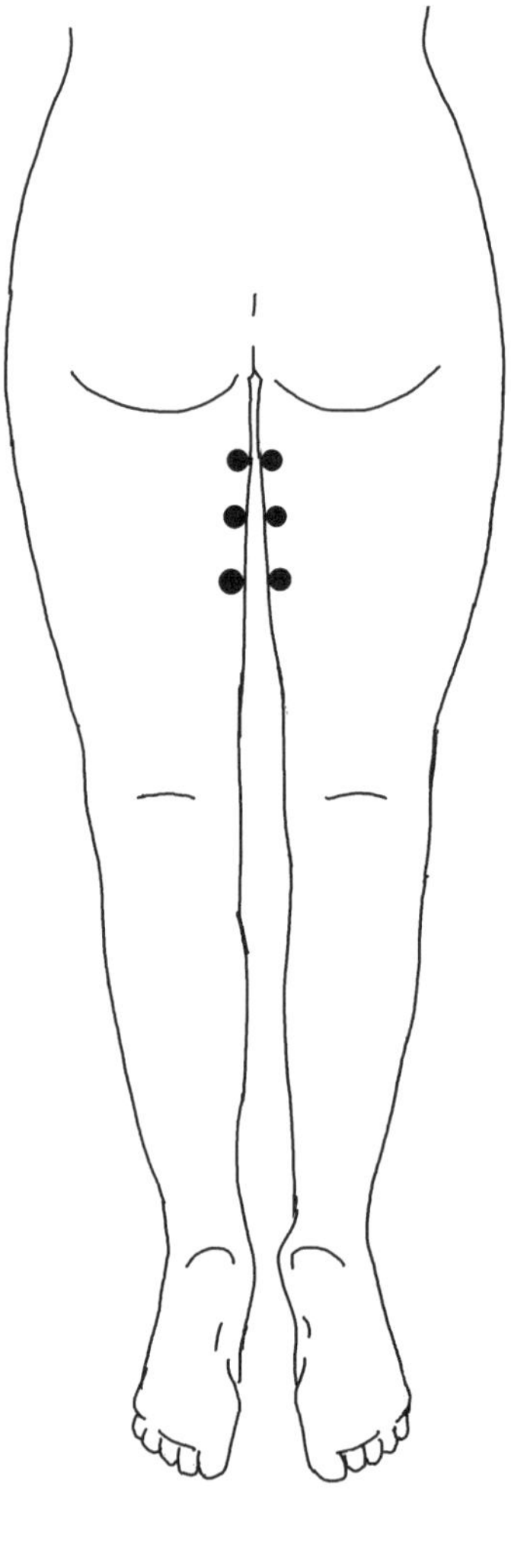

下肢第五調律点

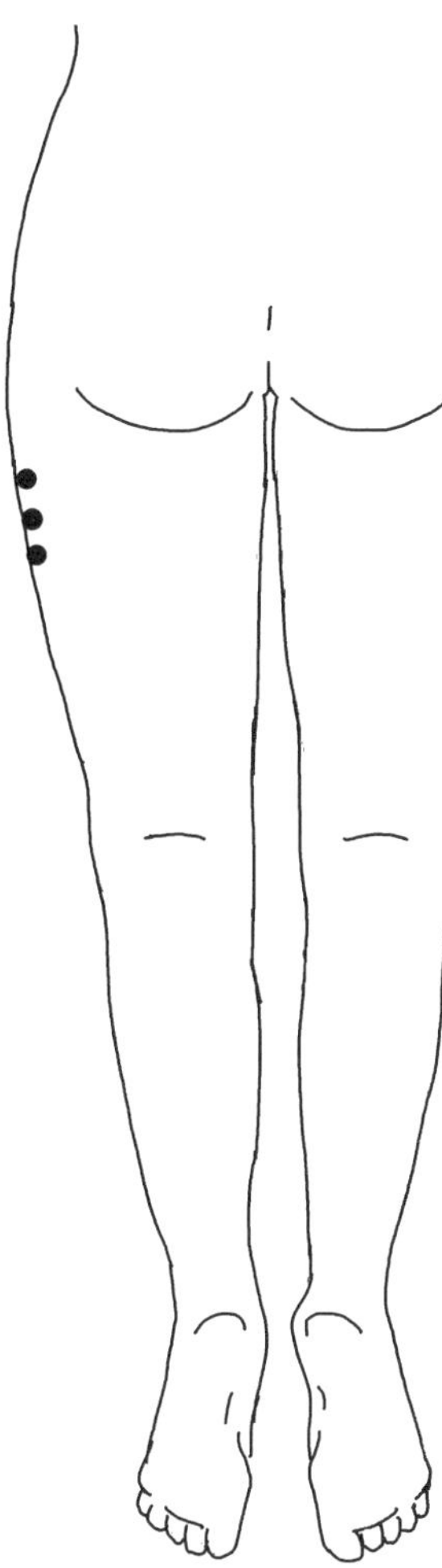

下肢第六調律点

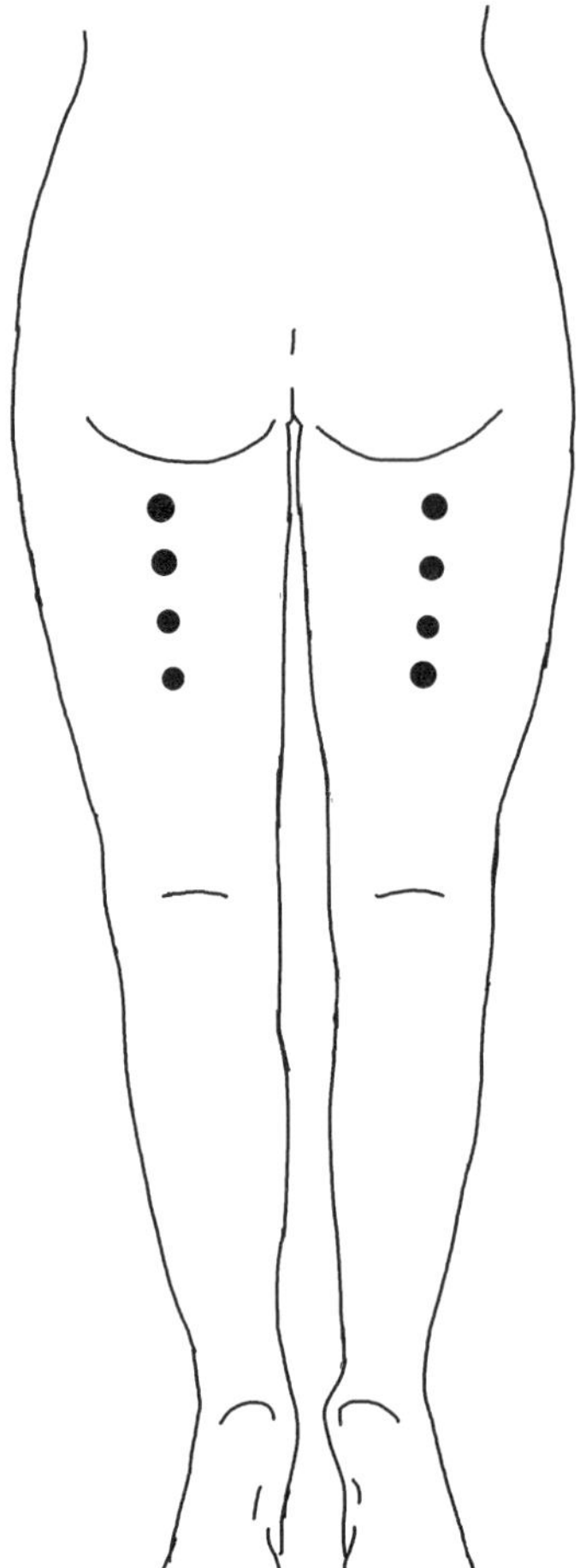

下肢第七調律点

3 指の使い方

施術時に母指を中心に各指や両掌を主に駆使するのですが、指先のみならず、指の側面や指の腹など微妙に角度を変化させながら、相手の身体に合わせます。

脊椎の両脇、親指一本分の幅を「一側」と呼び、指二本分を「二側」、三本分を「三側」といいます。母指を駆使して調息するのですが、脊髄に近い側になるほど、指を立てて用いることが有効です（中腰の型）。

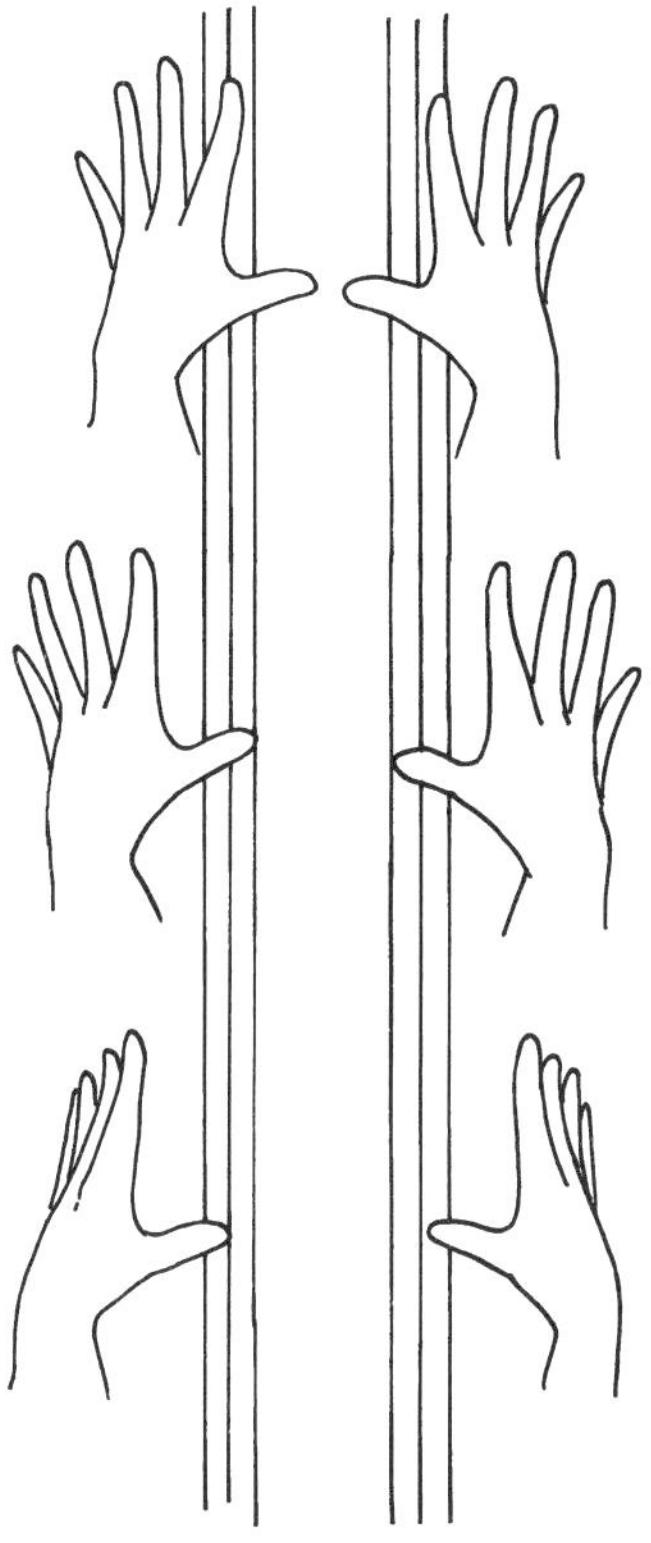

上から一側、二側、三側

第四節　整体の限界

1 「整体」の素晴らしさと誤り

野口整体の基本は、「活元」「愉気」「体癖論」の三つと潜在意識教育です。つまり、自発的に行えば快を感じ、疲れを生じさせないということです。そして、知識に向かって「これは良い、これは駄目」ということを押し込んでも人は動かず、また動いても不快なものであり、身体の欲求に素直に応えてやることを大前提にしています。

そして、社会によって抑制された身体を調えるためには、生活の根本から変える必要があり、それらはすでに治療ではなく、指導、教育であるという考え方に基づいています。「治療をやめて、整体という名の教育をする」ということです。

整体は、身体の反応が自然体であり、自然な反応を受け入れながら生活し、病を通して人が心身共に新鮮に蘇えるための一つの契機であるということを大切にしています。問題なのは「病人心理であり、病気ではない」という考えが根本にあります。つまり、病気という現れがあるかどうかということは、病人であるかどうかとは無関係であるということです。

非常に素晴らしい教えであるのですが、整体の限界は、自然との一体化が「健康観」の根底にあることです。

空間が清ければその概念でも良いのですが、現在の地球の状態では必ず無理が生じるのです。自然との循環は「快」を得るものではなく、汚いものが循環し、汚い空間で身体の欲求に応えてやる「楽《らく》」を選ぶ作業にもなり、毒素の体内循環を引き起こし、その結果、鈍い身体の創造へと繋がる危険があるのです。また、多くの人は訓練をしなければ体得できない「見えざるものを感じることのできる身体づくり」も基本的に欠如していますので、「気」を正確に感じることができていない状態で施術をしたり、パートナーを組み、身体に触れ合うことにより相手の気を受けてしまい、逆に体調を崩す危険も生じます。

各急所の名称や位置を暗記することも良いのですが、それらが重要なのではありません。最も大切なことは、施術者の心身がいかに清いのかということです。整体では、「清さ」という気の「質」について一切述べておられません。また、「空間」と「施術」とが、いかに関係しており重要なのかも組みされておりません。心身を真に調息するためには「整体法」では限界があり、誠に残念なことではあるのですが、整体では諸問題に対応しきれないほど汚れた空間（環境）になっているのが現在の地球環境なのです。

施術する側、される側が共鳴や同調をすることが「真の健康」ではないのです。人の肉体は環境悪化により、すでに相当に毒素を溜め込み穢れておりますので、共鳴する施術で根本的な問題解決をしようとしても、もはや限界があります。施術者がいかに清い心身を創造しているのかによって、治癒（教育、指導といっても良い）の効果が異なるということです。

施術する人の肉体が清くなければ、同じ空間に存在するだけで「気」を真に感じ、理解できるものからすれば不快そのものです。

また、触られでもしたら、さらに不快は増します。つまり、空間の良し悪し、その空間に存在する人の清さの度合いにより、人は肉体を弛緩したり、緊張したり、瞬時に変化させることができる生き物なのです。

穢れた施術者に身体を診られれば、身体は安堵し弛緩するどころか、穢れた気を取り込まないように緊張します。そういう意味において、整体では「気」というものについて真に理解した技法ではなく、完成された身体技法ではないのです。野口氏がもしご存命なのであれば、今の異常な空間を少しは体感されると思いますので、その意味を一定の範囲でご理解されることでしょう。

自然と一体化すること、自由闊達に自然に身を任せることを基本とした「活元」（自動運動）は、汚い空間で行えば汚い空間と調和することになり、むしろ鈍い身体を創造することになるのです。そして「愉気」についても、自身とパートナーの心身の「清さ」が重要だということです。どちらか心身が「清い方」が不快もしくはあまり良い感じを受けず、鈍く穢れた方が「快」を感じ身体が弛緩するのです。

「共鳴」は決して健康を呼び覚ますものではなく、気の清いものが、気の穢れが多い方を調えているにすぎません。「共鳴」とは、相手を感じ、質を捉え、互いを調和させる行為なのです。清まれば空間認識力が向上しますので、相手に触らなくともその人が存在する空間（部屋など）にいるだけで、「質」（清さの度合い）を「空間の気」から理解することができます。決して肉眼で見たり、触って得た情報ではなく、「気」の質を感じ捉えるということです。

「体癖論」も、この「清い」という「気」の重要性を組みして考えれば内容が一から変わってきます。詳しくこの書ですべてを述べることはしませんが、施術する空間や施術者により身体は変化すること。そして、清い心身を創造できればできるほど空間認識力は高くなりますので、自身の体内外を感じ、意識の移動と集中もより正確に、より素早く変化させることができるようになります。つまり、意識的に「体癖」を変化させることができる身体になれるというわけです。

人や場所を含めた環境によって身体は変化しますので、体癖論をそのまま鵜呑みにすることは正しいとはいえません（一部の指導者の方は、すでにお気づきのことだと思います）。

「整体」で非常に素晴らしいのは、「処」と「型」です。体内を感じることがある程度はできていなければ「処」が正しいか否かは解らないので、この「処」を見抜いた人は観察からのみならず、一定のレベルで体内を感じることはできていたということが解ります。「処」（ツボ）は、実際に述べられている一定の効果があります。但し、そこだけを指圧すれば、一〇〇パーセントの効果があるとはいえませんが（施術者の知識と肉体の清さの度合いに効果も比例します）、有効で価値のある技法です。

また、「型」も無駄がなく体系化された素晴らしいものです。体内をある一定レベルで感じることができていた証です。

「整体法」に関して簡潔に述べるのであれば、創始者は、観察と経験、情報の検証と精査、そして何より身体に触れ体内の状況を表皮などを通して一定の状態までは感じることができていたということです。そして、それらをより大衆へも解りやすいように体系化された素晴らしい技法だと思います。

しかしながら、体外、つまりは体内のみならず「空間」を正確に感じることまではできない状態で、技法を体系化しているということです。これは整体のみならず、ヨガやマッサージ、各種武道など、すべての身体技法でも同じことがいえるのですが、環境が悪化している現代社会において、汚い空間で先人達が創り上げた身体技法をそのまま行うことは誤りなのです。

汚い空間でそれらを行えば、穢れた気を体内へと循環させ、心身を鈍く退化させる行為になります。「環境」と「身体」がいかに密接な関係であるのか、そして、身体技法をする上で大切なことは清く綺麗な気の良い空間で清い施術者が心身を調息するからこそ、その効果が絶大なものになるということです。

野口氏の弟子の一人であられた岡島瑞徳氏（本名：治夫氏）も野口氏と同様にすでに他界されましたが、岡島氏がまだご存命であられたときに交流がありました。

この方も素晴らしい方で、身体に関しての知識はズバ抜けておられました。そして、何となくではありますが、身体技法において「見えないものを感じ捉えること」が重要だということを理解しておられた珍しい方でした。大川知乃に「見えざるもの」について色々と質問もされ、整体から創体と「身体を創ること」を目指されましたが、道半ばにして他界されました。「整体」もまだまだ進化するのりしろがあるのです。

前述致しましたが、「見えざるもの」には二種類あります。一つ目は、人の感情であったり、言葉では聞いていないけれども、次の行動を予測することや、観察から想定し対応することも「見えざるもの」を「見る」ということです。整体では、この一つ目には着目することができていますが、問題は二つ目です。「見えざるもの」の二つ目は、身体の感覚を研ぎ澄ませ、空間の良し悪しを体感から理解することはもちろんのこと、肉眼では捉えることができない存在を正しく感じ、捉えるということです。繰り返しお伝えしておりますが、この二つ目を可能にするためには「清さ」という基準があることが絶対条件なのです。

精神論ではなく、整体やその他の身体技法には、この清さを重んじる身体の創造が著しく欠如しているのです。

体内毒素を排出するためには、その毒素を感じ、捉えることが必要です。そして、その毒素を感じ、捉えるためには気を正確に感じ、理解できなければいけません。気を正確に感じ、理解できる心身を創造できていなければ、それらは不可能なのです。「気」について、多くの方々が書物などで述べられているようですが、思い込みの方が非常に多いと言わざるを得ません。「気」を正確に感じることができるのであれば、「気」を正確に感じることができる身体をしていなければ不可能なのです。しかしながら、そのような身体をしていないにも関わらず、「気」について堂々と論じておられる方が多すぎます。

正しく「気」を感じるためには、空間認識力を上げる必要があります。空間認識力を上げるためには「身体を清めること」が必要なのです。清い身体をしているからこそ、汚いものを正確に類別することができるのです。そして、それらは清さの度合いに比例します。「手当て」をしても、施術者の心身の清さの度合いにより「治療効果」は異なるということです。

清い心身の創造と「見えざるもの」を捉えることができる身体については後述致します。

2 体癖論の正誤について

五つの腰椎に着目し、それぞれの腰椎で中心を取ることによる身体の特徴を述べていることは、実に素晴らしい発見です。つまり、上下型、左右型、前後型、捻れ型、開閉型と類別しているのは見事です。

しかしながら、前述しましたように、空間の良し悪しを考慮していない「体癖論」は、正確な意味をなしません。少し具体的な例を述べておきます。

整体の体癖論にて「うっ散型」と「内向型（集中型）」に類別していますが、身体を感じて検証してみますと椎骨の前側に中心があるのが整体でいわれている「内向型」であり、椎骨の後ろ側に中心があるのが「うっ散型」と呼ばれている体癖であることがわかります。

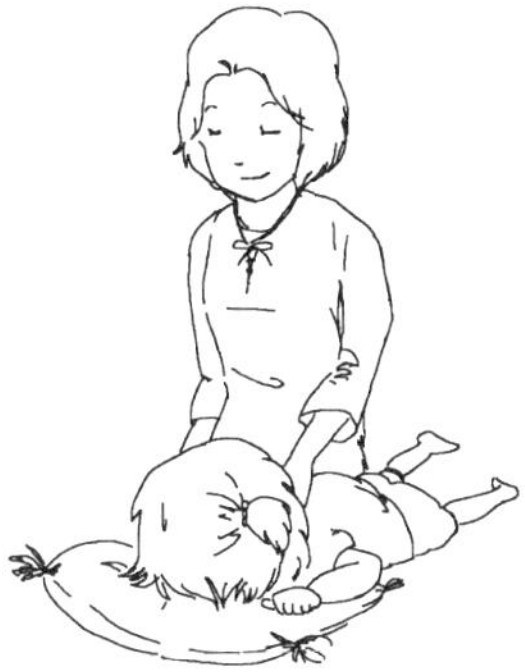

「体癖論」正

上下型

腰椎一番に重心がかかる体癖です。

腰椎一番とは、臍《へそ》より椎骨二つ分上の位置にあります。重心が上にあるために、ぴょこぴょことした特徴的な歩き方をします。

いわゆる大脳昇華型であるため、脳への血行が良く、頭部へ気が行きやすくなります。そのため頭部への負荷が表面化しやすくなります。頭ばかりを使ってしまいがちです。

一種は腰椎一番の後ろ側に中心があり、二種は腰椎一番の前側に中心があります。

左右型

腰椎二番に重心がかかる体癖です。

腰椎二番は消化器の中枢であり、左右型はすべての意味で「食べる」ことに非常に関連が深い傾向があります。

「体癖論」誤

上下型

腰椎一番に重心がかかる体癖です。

腰椎一番とは、臍《へそ》より椎骨二つ分上の位置にあります。重心が上にあるために、ぴょこぴょことした特徴的な歩き方をします。

いわゆる大脳昇華型である一種は、脳への血行が良く、頭部が発達します。そのため首が太くなるといわれています。頭を使い、考えるタイプ。

二種は大脳緊張が身体に影響し、ストレスで首が硬くなることがあります。

左右型

腰椎二番に重心がかかる体癖です。

腰椎二番は消化器の中枢であり、左右型はすべての意味で「食べる」ことに非常に関連が深いといわれて積極的に食す三種（腰椎二番の後ろ側に中心がある）は、食により欲を満たそうとしやすい身体であり、そのことにより感情が左右されやすい傾向があります。

四種（腰椎二番の前側に中心がある）は、感情により消化器をこわすのではなく、中心が腰椎二番の前面にあるために消化器へ負荷がかかりやすい身体をしています。

内向的になりやすいので、大袈裟な振る舞いはしにくいものの、だからといって繊細であるかというと、決してそうではありません。

三種より四種の方が言葉数は少なく、内に秘めた想いを持つ傾向はあります。

前後型

腰椎五番に重心がかかる体癖です。

そして、腰椎五番は腰椎一番と連動しており、腰椎五番の可動性が大きいのが五種（腰椎五番の後ろ側に中心がある）。可動性が鈍いというより、可動が静かな感じが六種（腰椎五

います。

積極的に食す三種は、自ずと身体は丸く、ふっくらとした柔らかみを帯びます。そして、大喜びをしたり、大泣きをしたり感情を表に現します。四種は、感情により消化器をこわします。オーバーアクションはしないものの、感情的で繊細です。

左右型は下顎《したあご》が未発達で、幼児のような表情が特徴です。共に子供っぽく、理論的な話しは苦手であり、「好き」「嫌い」で分ける傾向があります。

四種は深刻な表情をしたがりますが、どことなく子供っぽく、身体も細く、顔もとがった感じですが、やはり下顎は小さいのが特徴です。空想は感覚的な面に優れ、色彩豊か。三種のように表面には出しませんが、内側では好き嫌いがはっきりしています。

上下左右共に（その内容に違いはあれ）空想的で、どちらかというと行動的ではありません。できれば一日中、ただ楽しいことを考えている

番の前側に中心がある）です。

五種は身体を動かすことに対して抵抗がない状態で、バランスを取る身体をしています。動きながら考えることも当たり前のようにしがちなため、「体癖論」で述べられているように、「〜しながら」という「ながら族」の典型であることは間違いないでしょう。その分、体内を感じることが少ない傾向に陥り、身体を鈍らせる危険があります。

身体を動かすことが得意になりやすいので、職業などもスポーツ選手をはじめとして、動くことを要する職業につく傾向があります。

五種は逆三角形な体型をしており、よく動くので、気が上がりやすい傾向にあるのですが、だからといって重心が高くなりやすいわけではなく、体内毒素を減らし、心が鎮まっている状態であれば決して重心が高くなることもありません。

六種（腰椎五番の前側に中心がある）は、重心が腰椎五番の前側にあるために、肩がイカることによりバランスを取るとか、眠っている、食べていることをしていたい傾向があります。

前後型

腰椎五番に重心がかかる体癖です。

そして、腰椎五番は腰椎一番と連動しており、腰椎五番の可動性が大きいのが五種、可動性が鈍いのが六種といわれています。

五種はいつも動いています。動きながら考えている、「〜しながら」という「ながら族」の典型です。派手で常に人に注目されたがります。

人が見ていると途端に張り切ってウキウキとしてきます。冒険家、芸能人、スポーツ選手などに多いタイプです。不安があるからよく動き、その不安を打ち消し、自分の力を自分に示すためにあえて冒険的行為をします。

五種は逆三角形の体型をしており、重心が高くなりやすい傾向を示しており、上下型と同じように頭を使う五番の可動性が鈍いのではなく、静かな感じであるために、物事に対して瞬時に反応するのではなく、静観する傾向があります。だからといって運動が苦手なわけではなく、その力が素早い行動に繋がる傾向ではありません。

行動が内側へ転化されるのは事実であり、生殖器へ意識が向きやすく、情熱が内側へ向きやすいが故にその反面、理論的に物事を考え説明することが好きになりやすいのです。

捻れ型

腰椎三番を中心とする体癖です。

行動という点で五種に共通するのが捻れ型であり、七種（腰椎三番の後ろ側に中心がある）、八種（腰椎三番の前側に中心がある）です。

いつも半身のような形をとっているわけで、この姿勢はすべての武道や格闘技の基本のそれであることは「体癖論」で述べられている通りです。

七種は「勝とう」としますが、八種は「負けまい」とする

ことが得意であるために、失敗に終わる冒険はせずに、理知的な計算に基づいて行動する傾向があります。

六種は肩がイカっているにも関わらず、五番の可動性が鈍いために、その力が行動として現れにくく、おとなしくいつも息の切れた感じです。

重心が高いために行動しようとする欲求は強く、それが内側へ転化されると、宗教やイデオロギーへの狂信的なまでの情熱となってほとばしることとなります。

動けない分、理論が激しく情熱的に満ちている傾向があります。

捻れ型

腰椎三番を中心とする体癖です。

行動という点で、五種に共通するのが捻れ型七種（うっ散型）、八種（集中型）です。

しかしその行動は、衝動的であり、「ナニクソ」という感じでやってしまいます。腰椎三番である椎骨が常に

ことを具体的に説明するのであれば、七種は腰椎三番の後ろ側に中心があるが故に、武道でいうならば力を溜めて攻撃に転じやすい状態なのです。

　そして八種は、腰椎三番の前側に中心があるが故に、防御に適した「型」をしやすい状態です。「体癖論」で述べられている通り、腰椎三番を中心とする身体であれば、声は大きく出やすくなります。

開閉型

腰椎四番を中心とする体癖です。

九種（腰椎四番の後ろ側に中心がある）、十種（腰椎四番の前側に中心がある）のことです。

九種は、骨盤が閉まる力が強く、痩せる傾向があります。十種は食べなくとも骨盤が開きやすいので、太ってしまう傾向があることは「体癖論」で述べられている通りです。

九種は、生殖器へも意識を向けやすくなります。何事にも集中しやすく、持続力もあります。


どちらかに捻れています。

　いつも半身のような形をとっているわけで、この姿勢はすべての武道や格闘技の基本のそれであることからわかるように、常に闘争的です。

　七種は「勝とう」としますが、八種は「負けまい」とします。

　捻れの場合は、反抗したり、声が大きかったり、話しがオーバーであったり、政治家に多いタイプです。立志伝中の人物は捻れが多い傾向にあります。

開閉型

腰椎四番に重心がかかる体癖です。

九種は「閉型」、十種は「開型」ともいいます。

　九種は骨盤が閉まる力が強く生殖器が強いのに対し、十種も生殖器は強いのですが性欲はあまりありません。

　九種は痩せる傾向であり、十種は太る傾向にあります。十種は食べな十種はあれこれと手を出し分散的性格を持つ傾向があるというのではなく、中心が腰椎四番の前側にあることにより、女性であれば母性的になり、周囲の状況を把握しやすくなります。

九種はしゃがむ姿勢が楽で、十種はしゃがむのが苦手であるのは「体癖論」の通りです。

特殊体癖

十一種は「反応過敏型」、十二種は「反応遅鈍型」と「体癖論」では述べられておりますが、十一種についてはすべて間違いです。また、十二種に対しての認識も正確とはいえません。

先にもお伝えしたように、中心を腰椎のどの位置で取るかによって類別することは良いのですが、十一種と十二種を特殊体癖として扱うことは大雑把な捉え方であり正しいとはいえません。つまり特殊体癖とは、「敏感な身体と鈍感な身体」ということを整体では述べているわけですが、要は「空間（その場所にいる人も含む）の良し悪しによって、身体が変化す

くとも骨盤が開いてしまうのですが、否応なしに太ってしまう傾向にあります。

九種と十種共に直感に優れ、天真爛漫で種族保存的本能が強く、身体も野性的な健康さを持っています。但し、九種は何事にも集中的であり持続力があるのに対し、十種はあれこれと手を出し分散的性格を持つ傾向があります。

九種は一度興味を持つと、とことんまで追求するタイプ。十種は開放的というか、母性的というか、大らかさと豊かさを持ち、何でもかんでも抱え込んでしまう傾向があります。九種はしゃがむ姿勢が楽で、十種はしゃがむのが苦手です。

特殊体癖

十一種は「反応過敏型」、十二種は「反応遅鈍型」と呼ばれています。

各々の特定部の変化を示さず、ただ反応が非常に早いか遅いかの違い

るまだ清く優秀な人のことを実は述べているのです。

　整体ではそこまでの理解はされていません。つまり、鈍い施術者と同じ空間に存在し、身体に触れられようものなら、穢れを受けまいと身体を緊張させ、整体でいうところの特殊体癖（十二種）のような身体へと変化させたりする人もいるのです。

　さらに具体的に述べますと、施術者の方が施術を受ける人よりも清く、且つ施術を受ける人が中途半端な空間認識力しかなく、「思考」と「体感」のバランスがまだ未熟は状態であれば、施術者から見れば十一種の身体をしているように思えるというわけです。一方、施術者よりも施術を受ける人の肉体が清く、施術者の身体を一定レベルで拒絶していれば、受ける人はいくら施術をされても弛緩しない、緊張した反応が遅い身体のようにも施術者には思えるというわけです。施術者からしてみれば、十二種だと思い込んでしまうわけです。

　前述したように、それらは空間の良し悪しにも関係しますので、空間の気が悪い場所で施術するのであれば、心身が清

があるのみです。

　十一種の場合は、どの椎骨を触っても痛がり、少しのショックを受けただけで、身体の至る所に異常を生じます。その異常が一定の規則性を持たないために、処置が非常に難しく、その傾向を知ることも予測することも困難です。医者通いが多い人。

　十二種は、身体の異常を感じることができない身体であるといわれています。何をやっても身体にあまり変動をきたさず、感覚が鈍い傾向にあります。

　健康と思われがちですが、健康という実感もあまりなく、パタッと病気で倒れる場合があります。

　但し、この特殊体癖は、「状態」のことであり、むしろ「癖」というべきものではないかもしれないといわれています。

　そして、人は単一の体癖はなく、混合の体癖が当たり前だといわれています。

　つまり、いずれかの体癖の組み合

いものであれば肉体を守るために身体の各部位を弛緩などさせません。

但し、空間も良い状態で施術者が施術を受ける者よりも清く、身体の容量（幅）があったとしても、施術を受ける者自身が急激な変化に対応できるだけの容量がなければ、身体を弛緩させない場合もあります。

わせにより、大まかに人を類別することができるというわけです。

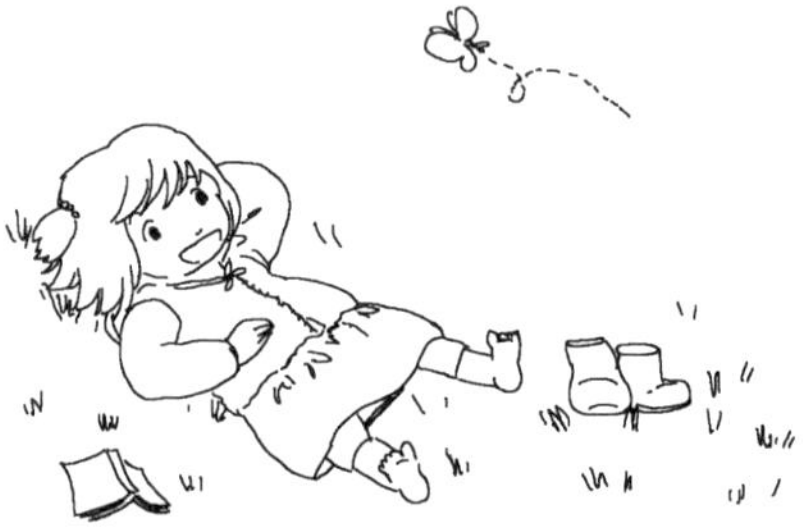

第三章

心身を進化させる究極の技法「清体」

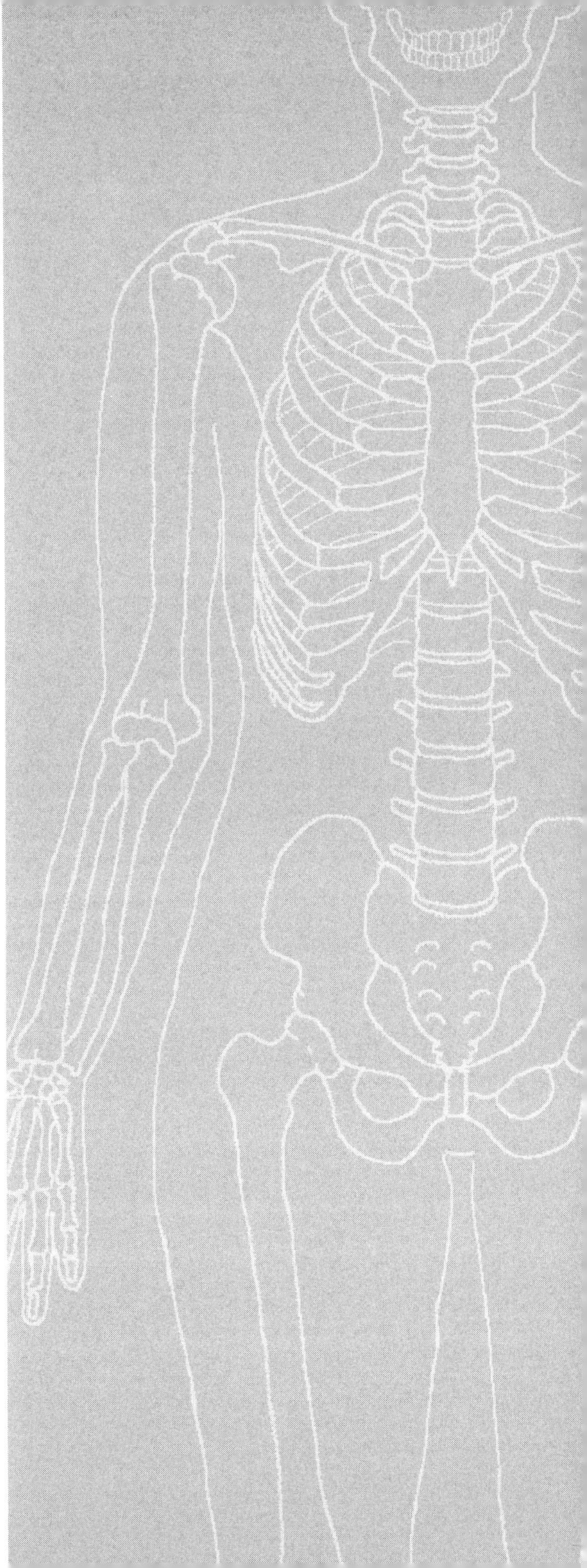

第一節　清体

1 身体から社会を見極める（清さという基準）

身体を鈍らせると汚い場所でも一定の範囲で動くことはできますが、毒素の蓄積と狂った身体の使い方をするあまり、思考が狂ってきます。

一方、敏感に感じることだけしていると一定の範囲で正しい思考を保つことはできますが、身体が動かなくなってきます。

現代人はこの狭間で、身体と思考の両方を鈍らす心身をしているのです。そして、今やそれがかなり悪化しています。政治の混乱、社会の異常、異常行動者が平然と地位名声を保ち続けている社会の根底には、身体の異変からくる思考の鈍化と穢れが起因しているのです。穢れれば汚いもの、汚い発想、汚い行動も平気になります。

「清さ」という基準を持ち、「綺麗なのか」「汚いのか」を比べ、普段から生活することが大切なのです。

2 「正しい体感」のできる身体づくり

現代人は、穢い空間で動き続けることができる誤った身体づくりを「健康」だと錯覚しています。飲んで食べて動いて、動けなくなれば薬を処方して一時でも早く動くことができるようになることが良いことのように、時間に追われる人生を当たり前のように受け入れています。

それらは、実は大企業中心の広告により、ライフスタイルを選ぶ幅を制限されているのであり、まるで工場で生まれ工場で育ち、決められたもののみを食し、一生を終える「丸まると太ったブロイラーチキン」のようなものです。それが真の健全で健康な姿でしょうか？

人類は今、総じて誤った鈍く穢れた身体づくりを疑いもなく受け入れてしまっているのです。健康を気づかっている人達でさえ、汚い空間で身体を鍛えるという誤った指導の下、身体を動かしているような本末転倒な状況です。

世界中の人々は、もう少し「身体の感覚を研ぎ澄ますこと」に意識を向ける必要があるのです。ドタバタと動き回れる心身を育むのではなく、研ぎ澄まされた静かな心で五感を働かせ、身体の感覚を発達させた心身を育むことが現代人には今、最も必要なことなのです。言い方を変えれば、鈍い身体づくりではなく「本物のスピリチュアリスト」（進化人）の身体の方向へ少しシフトすることともいえます。

「考えること」「思うこと」は、「感じていること」とは違います。千万の物理的な情報を探し追い求めることよりも、空間の良し悪しを感じることができる身体を養うことが大切なのです。ポンコツな鈍い身体で物事を好転させようと思っても、根本が狂ってしまっていては、一生かかってもゴールには辿り着くことはできません。

まずは何をするにも必ず付随してくる自身の身体を調えてから、あらゆる物事に対して感じ、思考し、行動することが重要なのです。身体で空間を繊細に感じること、そして「清さ」という何よりも大切で絶対的な基準を持つことを現代人の多くは著しく欠如させていますので、地球を汚染し、破壊することが平気な社会を生んでしまうのです。

清い身体を養うことは、「生きる」という人にとって最も大切な使命であり、人が存在する価値そのものでもあります。一生をかけて実践することであり、また世代を超え未来へ継承していくものでもあります。清い身体を養う努力をすれば、身体から不要な毒素が減少し、汚い空間を正しく拒絶できる身体になります。

静かな位置「静」から、正しく「動」を捉えることができる心身の創造であり、物事の正誤判断が容易くできるようにもなります。

「清体」では、「呼吸のコントロール」「変幻自在な意識の移動」「研ぎ澄まされた一点集中力」の三つが基本です。

この三つをバランス良く、どの程度の「質」まで向上できるかによって、体得できる範囲も異なります。

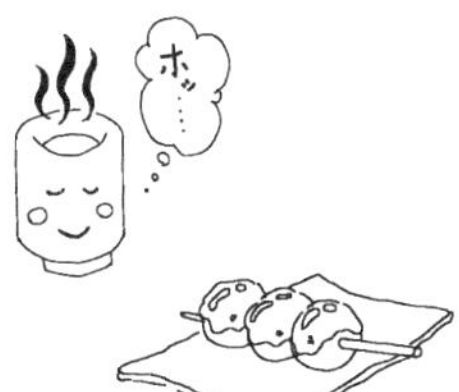

第二節　集中法

1 「清体」の基本となる集中法

集中法は、「清体」においての基本です。何をするにもまずはこの「集中法」を実践し、体得することです。

＊「集中法」～神様を感じるための訓練方法～

鼻で息を吸い、吐きます（肉体の条件が人それぞれ違うので、自分が楽だと思う呼吸の深さで結構です）。

その息に意識を集中します。

徐々にその息を鎮めていきます。

その息が止まってしまう寸前位のところで小さな息をします。

小さな息をしながら、心と体の動きも鎮めます（ここまでは、呼吸に意識があります）。

次に、その状態で今度は意識を肉体に向けます（肉体全体を感じ、中心を臍《へそ》あたりに持っていきます）。

肉体を感じたら（肉体の細胞を一つ一つ感じるように）、今度は少し大きく息を吸い、息を吐くときに自分の「気」が内側（臍のあたり）から肉体の外に向かって広げていきます。

呼吸に合わせ、どんどん「気」を外に広げていきます（自分がなくなります）。


次のステップです。

右記の状態からスタートしてください。

今、あなたは海の中にいます。水中でフワリと浮かんでいます（具体的にあなたの肉体で、水温などを感じてください。魚が泳いでいる様子など、自由に想像してその状態を感じてください）。

自分は今、確かに海の中にいることを体感してください。

同じようなやり方で、宇宙や伊勢神宮など色々な場所で練習をしてください。

右記、「集中法」を毎日行ってください。

そして、「集中法」をやる前とやった後の自分の感覚の違いを体感してください。

毎日の生活の中で「安全な場所」で感じるということに、できる限り時間を費やしてください。

＊注意点と追加説明

「集中法」の中で「想像してください」という箇所がございますが、想像することが神様を見る方向ではありません。人間は集中力が散漫な生き物です。より集中しやすくするために、あえて「状況を想像」することにより、必要のない情報を省くための行為です。ご理解ください。

この「集中法」は、瞑想や座禅をする行為とは異なります。リラクゼーションを心身に催《もよお》す行為ではありません。圧倒的な揺るぎのない「集中力」を身につける技法です。

この「集中法」は、健康法としても非常に優れた技法です。「呼吸」の大小太細を瞬時に変え、さらには「意識」の位置を変幻自在に変えながら「集中力」を維持し続け、研磨する究極の「進化」した技法なのです。

はじめは、すべての肯定を二〇分～三〇分かけて実践してください。慣れてくると、徐々に時間を短縮してください。

ちなみに大川知乃は、二秒程でこの「集中法」を行います。一生をかけて、訓練をして頂ける代物です。

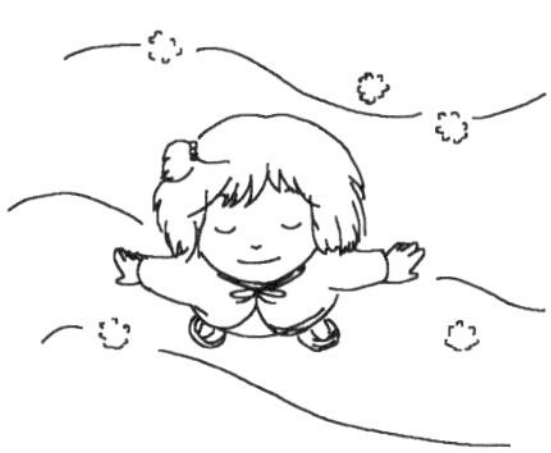

「集中法」（Method for Concentration <How to see deities> 英訳）

Method for Concentration

How to see deities.
Inhale and exhale comfortably through your nose.
Concentrate on your breathing.
Gradually make your breathing slower and shallower.
Just before your breathing reaches a complete stop, concentrate on your breathing and continue to take small breaths.
Next, continuing taking small and shallow breaths and turn your awareness to your body.
Bring the center of your awareness to the area around your navel.
Feeling aware of every cell in your body, inhale by taking a slightly deeper breath. As you exhale, expand your ki energy beyond your body.
Continue to breathe, expanding your energy further each time you exhale. Lose yourself.
Next, starting from this expanded state, imagine yourself floating in the sea.
Feel the temperature of the water and the fish swimming around you.
Truly feel that you are floating in the sea and enjoy the experience.

Please practice this method of concentration and relaxation every day.
You can also use the same method to imagine yourself in space or at some other special place.
At first it should take 20 to 30 minutes to complete the process. As you become more and more familiar with the technique the time required will become shorter and shorter.
After many years of practice, Tomono Ohkawa is able to reach the heightened level of concentration in a matter of seconds.
Spend time each day to experience yourself in a safe place.
Notes and further explanation
The above method tells you to imagine yourself floating in the sea or other place.
However, imagining is not the key to seeing deities. We humans are easily distracted. In order to improve our concentration it is helpful to use our minds to imagine a particular situation.
This method for concentration is not the same as meditation. It is not a method for relaxation. It is a method for acquiring a strong and unwavering level of concentration.
This method for concentration has many health benefits. It is an advanced technique where you maintain a high level of concentration as you alter your breathing and your awareness.
Please continue refining this technique throughout your life

2 集中法の解説

集中法で大切な点をお伝えします。

まず一番目は、普段の呼吸を「鼻呼吸」に変えること。そして、鼻呼吸をしたまま普段とは違い、「意識を呼吸に向ける」ことが二番目。自身の呼吸音を聞くように静かに呼吸だけに意識を集中します。

三番目は、その状態をしばらく維持すること。集中力を切らすことなく維持するのです。

そして四番目は、そこから呼吸の状態を変調させます。鼻呼吸を続け、意識も呼吸に集中したまま、呼吸をどんどん浅く細いものに変化させます。

五番目は、集中力を切らさずにその状態をまたしばらく維持すること。呼吸が浅く細く小さくなれば、体内へ取り入れる酸素の量も減少します。身体は酸素摂取量が減少すると、そのままの状態を維持することが困難になりますが、それでも静かにその状態を維持するのです。

六番目は、その状態から意識を移動させます。呼吸に集中していた意識を丹田へ移動させます。呼吸が浅く集中し続けることが困難な状態でも、意識移動を平然とするというわけです。

七番目は、その状態をまだ継続し続けること。

そして八番目は、さらに丹田から意識を自身の身体全体へと広げ、空間における自身の身体の存在位置を把握する作業をすることです（上級者になれば、そこからさらに指先や足先、頭部内の一点など瞬時に自身の意識を移動させることもします）。

九番目は、その状態の維持。

十番目ですが、そこから呼吸をまた変調させます。今度は浅く細く小さな呼吸から、深く太く大きな呼吸に変化させます。鼻呼吸と意識は全身にある状態のまま呼吸だけを変化させます。

そして、その状態を維持したまま、十一番目はさらに意識を移動させます。その状態のまま、自身を中心に意識をどんどんと身体の外へと広げていきます。深く太く大きな呼吸で鼻から吐く息に合わせて、自身の意識をどんどんと広げます。今度は酸素摂取量が増加するので、身体は楽になりますが、その分、集中力は散漫になりやすくなります。また、肉体ある自身の体内へ意識を向け、感じ続けることは身体がある分、簡単な作業ですが、意識を体外へ広げ続けながら、さらに集中力を継続させることは非常に困難になります。

十二番目は、その状態で自身の肉体を消し去ることができるまで、意識を広げ続け維持します。ここまでが前半部分になります。まずはこの前半のパートを何度も繰り返し訓練することです。

そして、十三番目は、その状態からさらに意識を移動させます。肉体から離れた位置へ一点集中する作業です。自身が実際に体験したことのある場所を想像して、過去のその場所へ意識を向けるのです。前述しておりますが、「想像」することが肉眼で見えない存在を捉えるための作業ではありません。あえて一つの場所を想像することにより、体外の空間に一点集中するための訓練として、やりやすくするために「想像」するという能力を用いるのです。

以上が「集中法」に関する簡単な説明です。

整理しますと、「呼吸の変調」「意識の移動」「一点集中」を変幻自在に行うための実践だということがおわかり頂けたかと思います。

身体の感覚に磨きをかける究極の技法ですので、一生をかけて訓練して頂ければ幸いです。

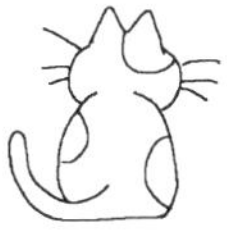

第三節　神気法

1 「神業」としての神気法

神気法は、神様の「気」を身体に送ることにより、心身を「進化」させる究極の技法です。神気法を会得するためには、先に述べた基本中の基本である「集中法」を容易くできるようになることが、まずは絶対的な条件です。

そして、空間を正しく認識することはもちろんのこと、肉眼では見えない清い存在から穢れた存在までを正確に感じ、捉えることができなければ不可能な技法です。

つまり、神様と繋がることができる「身体」をしていなければ、絶対に無理な究極の身体技法です。

神気法を受けると、身体が清まり「体感」が増します。体内毒素を排出し、心身を清めるのです。神気法は、清く進化した身体を創造する最も優れた技法です。この神気法は、肉眼では見えない清い神様の気を正しく理解できる者のみが施術することができる技法です。

骨の位置を変えたり、ツボを押すようなものではありません。肉眼では見えないものを感じ、理解して身体を診るのです。相手の身体を感じながら、施術するのです。

現在、この神気法をできるのは、大川知乃と大橋渡だけです。

我々は人の身体を見れば、身体から発している気はもちろんのこと、不具合の箇所が解ります。身体に触れればさらに詳しい情報が理解できます。肉眼で身体を診ませんので、施術は目を閉じても目を開けているときと同じようにできるのです。

圧倒的な集中力で相手の身体を感じ、体内毒素や身体の不具合を感じ取り、「清い気」によって身体を弛緩し、全身に「気」が通るように調息します。そして、身体のバランスを調えてから神様にお願いをして「神気」を体内へ送ります。体内毒素を排出し、身体を清め、人の存在位置を向上させるのです。

近年は、難病にてご苦労なさっている方、身体の不調が原因不明だと医師から言われている方、敏感な子供さん、清まり進化したいと思っておられる方など、全国から多くの方々が神気法の施術をご希望され、我々に会いに来られます。

この「神気法」は、清い心身を創造された方であればあるほど「気」を全身で正しく体感することができますので、その技術と神髄に驚愕されます。

清く綺麗な世の中になれば、この「神気法」の技法がどれほど素晴らしいものであるのか、そして「神業」であることを多くの人々が体感して頂けることでしょう。

2 清い空間の大切さと空間をメモリーすること

神職者や住職は身体が清まっていなければ、神様や仏様達のためになる正しいお務めはできません。神社での「御遷宮」「御霊分け」、お寺での「入魂」も正しい体感があって初めてできるのです。過去の先人達から伝えられた「型」を継承することも大切ですが、正しい体感がなければそれらも正しい意味をなしません。

大切なことは、清い空間、場所、物などに集中し、静かに身体の感覚で空間を感じることです。清く綺麗なものを身体が記憶するからこそ、それらを正確にコピーし、再現することができるのです。

「御遷宮」「御霊分け」「入魂」なども理屈は同じです。

今日まで神社仏閣巡りを多くの方々へオススメしてきましたが、日本の中で良い状態の神社やお寺がまだ汚い街中よりは綺麗な空間を保っており、身体にとって良い影響を与えてくれる場所であるからこそオススメしてきたのです。

清く綺麗な空間を、身体を清め、心を鎮めて、静かに感じることが人の身体には良いからです。身体が清い空間をメモリーするからこそ、地球を汚い場所にすることの過ちを真に理解できるようになるのです。

清い気を記憶した身体は、正しく進化する方向を自身に理解させ、清き心身を育む努力をすることが、生命を全うする本意なのだと解らせてくれるのです。そして、さらに清まり進化すると、やがては清い気を自身の身体から発することができるようになります。

我々の先人達も同じ想いを持ち、綺麗な空間を大切にすることの大事さを理解していた時期があったのです。

健康にとって、そして身体施術にとって、清い存在、空間、場所、物を感じ記憶することが、いかに大切なのかをご理解頂ければ幸いです。

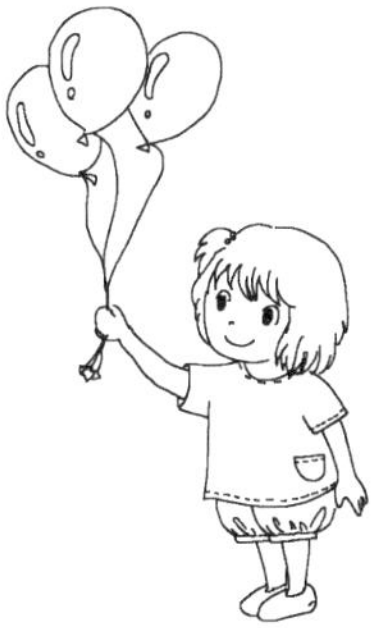

3 神気法を学ぼう

神気法の施術は、施術を受ける人を見た瞬間からはじまっています。その人を感じた瞬間から「気の質」、つまりはその人が「どの程度、清いのか」「どの程度、体内に毒素がある人物なのか」を会った瞬間に感じ、理解しているのです。相手を感じた瞬間から文字通り施術がスタートしています。

まず、肉眼では見ることができない不必要な存在が体内に入っているか、身体に憑いているかを感じ、捉えます。そして、それと同時に身体から出ている気を感じ、理解します。その時点でどの程度の施術が必要なのかも概ね理解できます。

空間が非常に清い状態を事前に創り、その空間に身をおいて身体施術を行います。身体から不要な毒素が身体に触れていない状態でも、すでに噴き出すように空間をあらかじめ清めておくのです。施術者の心身、存在を含めた空間が清いので、施術を受ける人の心身はその空間にいるだけで自然と喜ぶというわけです。

眼も情報を得ることができる役割を果たす一つの部位ですので、肉眼でも相手の身体を拝見し、身体の中心や狂った部位を瞬時にチェックします。身体に触れる前に、すでにどの程度、重度な状態を患っている心身なのかを把握して、それに応じた対処をするのです。

不必要な穢れた存在が入ったり、憑いている人の場合は、まずお祓いをしてそれらを消滅させます。その後、蹲踞《そんきょ》の型で、背後から相手の肩に両手を軽く置きます。身体に触れると体内の情報がさらに伝わってきます。清い身体で相手の肉体に触れることにより、さらに施術を受けている人の肉体から不要な穢れた気が噴き出します。

肩から頸部へ手を移動し、相手の存在位置、身体の狂いの深部を感じます。

次に、うつ伏せに寝てもらい、背後から全身を感じます。中腰の型にて、母指を中心に各指を使い、仙骨の部位から腰椎、胸椎など体内を感じながら全身の狂いをさらに深くチェックしながら調息します。

施術中の呼吸は常に鼻呼吸を続けます。意識は相手の肉体に触れている指先や、相手の体内の至る箇所へ変幻自在に移動させながら身体を感じ続けます。

腰椎から胸椎、頸椎はもちろんのこと、頭の先から足先まで全身の部位をすべて指先からの清い気により深部から調えるのです。

そして、神様達へ意識を向け、お願いをして神様達の清き気を感じ、その気を体内へ送ります。その間は清い神様と繋がっている状態を維持し続けます。

「常に心眼を開いた圧倒的な集中力」「呼吸の変調」「変幻自在な意識移動」「身体施術の知識と技術」、そして何より「清い心身の創造と維持」をすべて兼ね備えることにより、初めて会得することのできる技法です。

それらを平然とやってのける心身の清さ、質の高さ、容量とバランス良く進化する心と身体がなければ「神気法」施術を会得することはできません。

施術は、清い気を指先からだけではなく、全身から相手へ送り続けますので、施術を受ける人の状態によりますが、約二時間はとてつもなく高い集中力で相手を感じ、すべてを受け入れ続けます。

そして、呼吸は常に意識下にある鼻呼吸を持続させ続けるのです。

相手の体内を身体の感覚で感じ続けていますので、肉眼での情報を得る作業は確認程度でしか必要なく、眼を瞑っていても神気法は全く同じようにできます。心眼で神様達と施術をする相手を感じ続けるのです。

施術を受ける人に合う神様の気がありますので、繋がって体内へ送る「神気」の種類を変化させることも可能です。

施術後は、施術をした空間に身体を調えた人の肉体から噴き出た「穢れた不要な気」が充満しておりますので、その空間をすべて祓い清めます。空間だけではなく、施術者自身の法衣や肉体にも穢れた気が付着しますので、法衣は着替え、肉体も祓い清めます。

使用するタオル、敷物も一人ずつ新しいものにすべて取り替えます。

穢れた気を浴び続けても平気な状態の肉体へ、自身の身体を変化させ身体技法を施し、また同時に、神様達とも繋がることができる清い心身も維持することは至難の業です。

穢れをすべて理解した上で、そのすべてを受け入れ施術するからこそ、深部までの根本的な問題を解決することができるようになりますので、人智を超越した相当な容量が心身には必要になります。

神様と人を繋ぐ架け橋に肉体がなるのですから施術後は、空間や自身の身体も変化させますので、肉体の位置が変化する領域は相当なものです。その変化にも対応することができる強く柔軟で容量のある清い心身が、施術者には必要だというわけです。

4 清い存在を感じ繋がること

神気法をマスターするための初歩の初歩は、清い神様を感じ（はじめは清い自然や空間を思い出すことでも良いでしょう）ながら、相手の身体に触れること。

そして、相手の身体に触れているのは、まぎれもなく施術者の肉体であるから、とにかく自身の肉体を清める努力をすることから訓練する必要があります。

清い気を感じることができるようになればなるほど、相手の清さの度合いを感じ、把握することができるようになりますので、色々なものや他の人と比較できる要素も増すのです。つまり、自身の肉体の清さのレベルも感じることができるようになりますので、客観視しながら自分の存在位置も正確に理解できるようになります。正しい認識ができればできるほど、祓い清める力も増すのです。

それは、身体を理解することから、生きること、生命を全うすることの本意まで、より深く理解できることにも繋がります。施術の技術が向上することは、すなわち人にとっての正しい生き方や身体を清め続ける重要性を、より深く理解することもできるようになるのです。

5 清い存在から穢れた存在までを感じ、捉え、見ることができる心身（真のスピリチュアリストの身体とは）

正しく感じることができる身体があるからこそ、空間を正しく認識できるのです。

身体はウソをつきません。身体を見ればすべて解ります（人やありとあらゆるものの存在を感じるだけで、それらの清さの程度が解ります）。

身体を見れば、正しい感覚をどの程度お持ちなのかが解るということです。見えざるものが見える人の身体とは、いったいどのような身体なのか、皆さまは如何思われますでしょうか？

清い心身を創造できていなければ、肉眼では見ることのできない清い存在から穢れた存在まですべてを正しく感じ、捉え、見ることはできません。
「守護霊だ」「オーラだ」と以前はいう人達がおられました。最近は「声が聞こえる」「霊が見える」「神様を感じる」という人達が増加しましたが、誤った方があまりにも多くおられますので、本書で真のスピリチュアリスト（世間で「スピリチュアリスト」という言い方が定着しておりますので、あえてスピリチュアリストと述べておきますが、我々は「進化人」と呼んでいます）の身体についてご説明しておきます。

まず、肉眼で見ることができない清い存在から穢れた存在までを正確に感じ、捉え、見える人の身体は、「穢れた気」を身体から一切発しません。清さの違いが最も端的にわかりやすく現れているのは、身体から発している「気」です。

どのような装いをしても、身体から発している「気」は隠し誤摩化すことはできません。ですから我々は、ホームページやブログからでも発している気から発信者の「質」が解ります。写真を見るだけで一目瞭然です。どの程度なのか丸裸です。

人は、清くなればなるほど身体から不要な「気」を発しなくなります。そして、そのような身体の特徴は、まず身体は左側で中心をとります。現在の地球環境は穢れておりますので、地球上にいるのであれば心臓を極力守りながら肉体を維持する必要がありますので、身体の左側で中心をとる身体の使い方をするようになるのです。

地球の空間が穢れていますので、屋内にいようが、全体を感じることができるものであれば、基本的には腰椎五番の左側を硬結します（呼吸の急所）。そして、穢れた外気を可能な限り体内へ取り入れないように身体が働きますので呼吸活点も硬結しやすくなります。身体が必然的にそちらの方向へ変調するのです。

そのために心臓や頭頸部への負荷が増幅するのですが、空間の変化と自身の肉体の変化を常に感じ続けていますので、自らそれらの変化を微調整し続けながら、緊張する部位と弛緩させる部位を微妙に変化させ続けられる心身をしているのです。

例えば、上肢第一調律点（左掌中央やや中指より：心臓の急所の一つ）が硬結しやすくなります。胸椎四～八番の左一から三側、鎖骨下も同様です。空間認識力が高い＝清い気をコントロールできますので、自ら清い気を用いて自身の身体を調息できます。体内のどの位置へも瞬時に意識移動することができますので、意識を移動させるだけで身体の状態を変化させることも可能です。見た目でいえば、身長に見合った体型をしており、極端に痩せた身体をしていたり、肥満であったりはしません。

何故なら、身体の各部位にできるだけ負担をかけず、より機能が正常に働くことをしやすい身体でいることは最低条件であるからです。全身の椎骨一つ一つにも余分な負荷をかけやすい身体であれば、正確に見えざるものを感じることは不可能なのです。

大食ではなく、穢れた空間で食事を摂取することなども好みません（外食など皆無です）。もちろん喫煙などするはずがありません。清潔であり、不要な化粧や香水、髪を染めたり、アクセサリーをギラギラと身につけたりすることも、空間を正しく感じるために不要ですので使用しません。

皮膚は分厚くなく、非常に繊細に空間を感じることができるような皮膚をしており（大人なのに子供より綺麗な皮膚というとわかりやすいでしょう）、掌にはきめ細かなシワが多数存在します。心臓を守る身体は、自ずと左半身を数ミリ後退させますので、左足が若干短くなりがちになります。下肢は止めたまま、体幹だけを腰椎三番を中心に若干左へ捻りやすくなりますので、腰椎一から三の右一から三側あたりが硬結しやすくなります。左半身が冷えやすくなります。

これらを自身で毎日、毎時間、毎分、毎秒感じながら空間の清さに合わせて調息し、平然と生活する心身の強さがある心と身体をしているのです。

場所、会う人の質により、自身の身体を常に細かく変化させることができる幅と、空間の情報を全身で大量に取り入れることが可能な容量のある心身をしています。

放射能汚染のみならず、人の手により汚染され続けている穢れた空間にいながら「清い心身」を維持するためには、不要な外気を可能な限り体内へ取り入れないように身体が反応します。呼吸をコントロールし、少ない酸素摂取量であっても心身が乱れない強靭な心と身体を維持しているのです。

肉体においては様々な箇所にそのような状態が事細かく現れるのですが、それらを調息し、意識して弛緩したり緊張させたりすることにより心身を守ります。また、清い心身を守るために自らがいる空間を祓い清めることも怠りません。

これらのことを平然とやってのけることができずして、またこれらのことを論理的にも理解できずして、「感じる」や「見える」という人物は本物のスピリチュアリスト（進化人）ではありません。地球環境は現在、非常に穢れておりますので、清い心身で普通にこの空間に存在することでも至難の業です。

空間異常を肉体が感じ続けますので、そのことにより精神が崩壊するか、肉体が清さを維持することを諦め、穢れを受け入れるか、どちらかになる人が通常です。

しかしながら、それらを体感と思考の両側面から高度なレベルで正しく認識し、維持し続ける強靭な肉体の持ち主であることはいうまでもありません。進化した心身とでもいいましょうか、人という生命体の能力をより発揮することができる「進化人」なのです。

簡単に「見える」「聞こえる」という人は、まずはご自身の身体をじっくりと観察してみてください。また、今後スピリチュアリストや霊能者といわれる人と会われる人は、その人達の身体をよく観察してみられると良いでしょう。

前述しましたが、「霊感商法」などでお金儲けを目的として、人々をだます悪人がおりますのでこれらを参考によく相手の身体を観察し、ご注意ください。

空間を正しく感じ、認識することができる心身の創造をするための訓練法と身体技法が、先にも述べた「集中法」と「神気法」なのです。

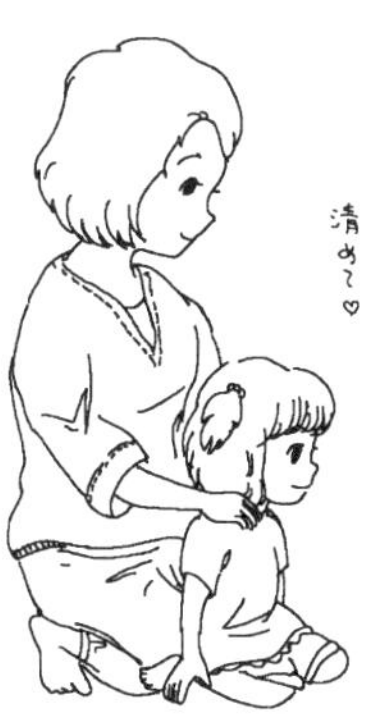
ねぇママ、
清めて♡

第四章

実践（自分でできる身体のケア）

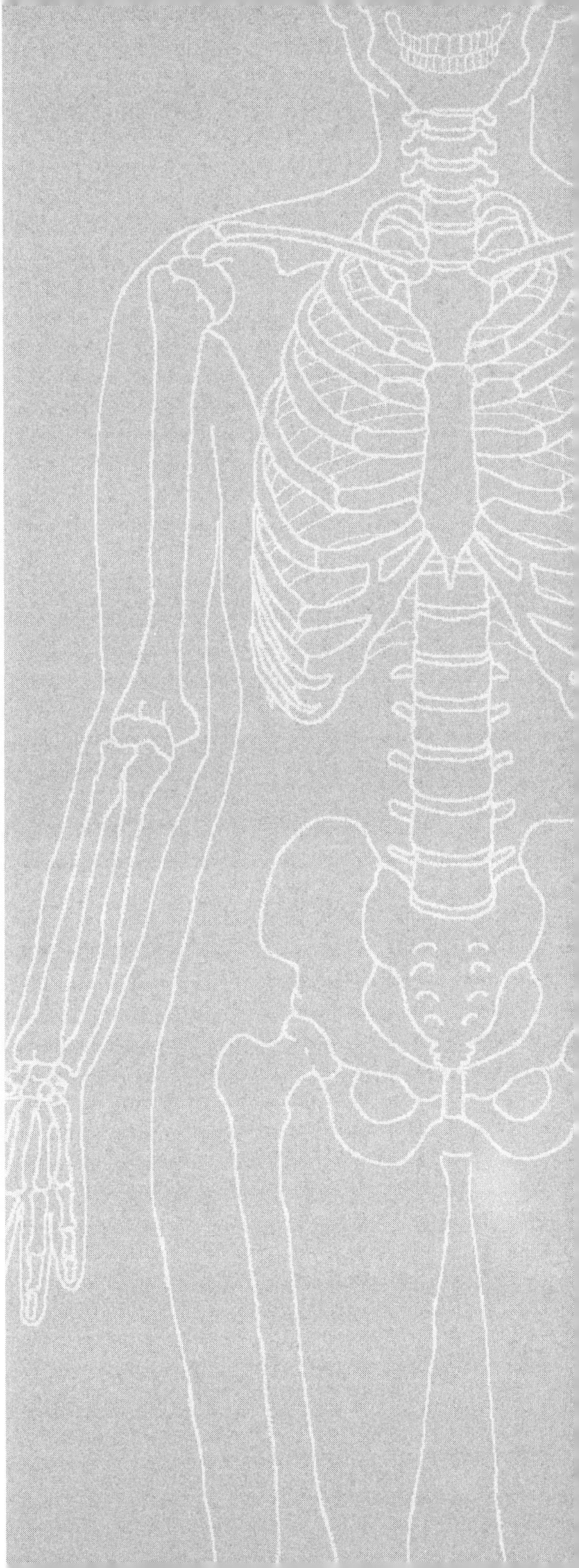

第一節　自分でできるボディーケア

季節の身体があるのですが、食生活の乱れ、地球環境の悪化により、日本でも「四季」を味わうことが年々困難になってきました。

身体は気候や環境によって絶えず変化するものですが、場所や季節により温度や湿度も変わりますので、身体もそれらに対応するための準備をしたり、それらの空間に合わせた変化をするためにある程度の特徴が現れます。

例えば、夏の時期は発汗などで体内毒素を排出する傾向にある身体が、秋には泌尿器を使う身体になる傾向があり、排尿や排便などにより体内毒素を排出しようとしたりするようになります。

ボディーケアは「気」の良い場所で行うことが大前提です。「気」の悪い場所では効果は激減、また酷い場合には穢れた外気を体内へ取り入れ、悪循環（鈍い身体づくり）を助長することにもなります。

1 眼のケア

脳活起神法（頸椎二番三側）、頭部の調整並びに脳の血行を良くします。

胸椎一番、二番、三番のそれぞれ三側へ母指を当て気を送ります。

眼窩部《がんかぶ》を持ち上げ、こめかみを調えます。

頭部第二調律点を調えます。

眼を閉じ、心身を鎮めます。

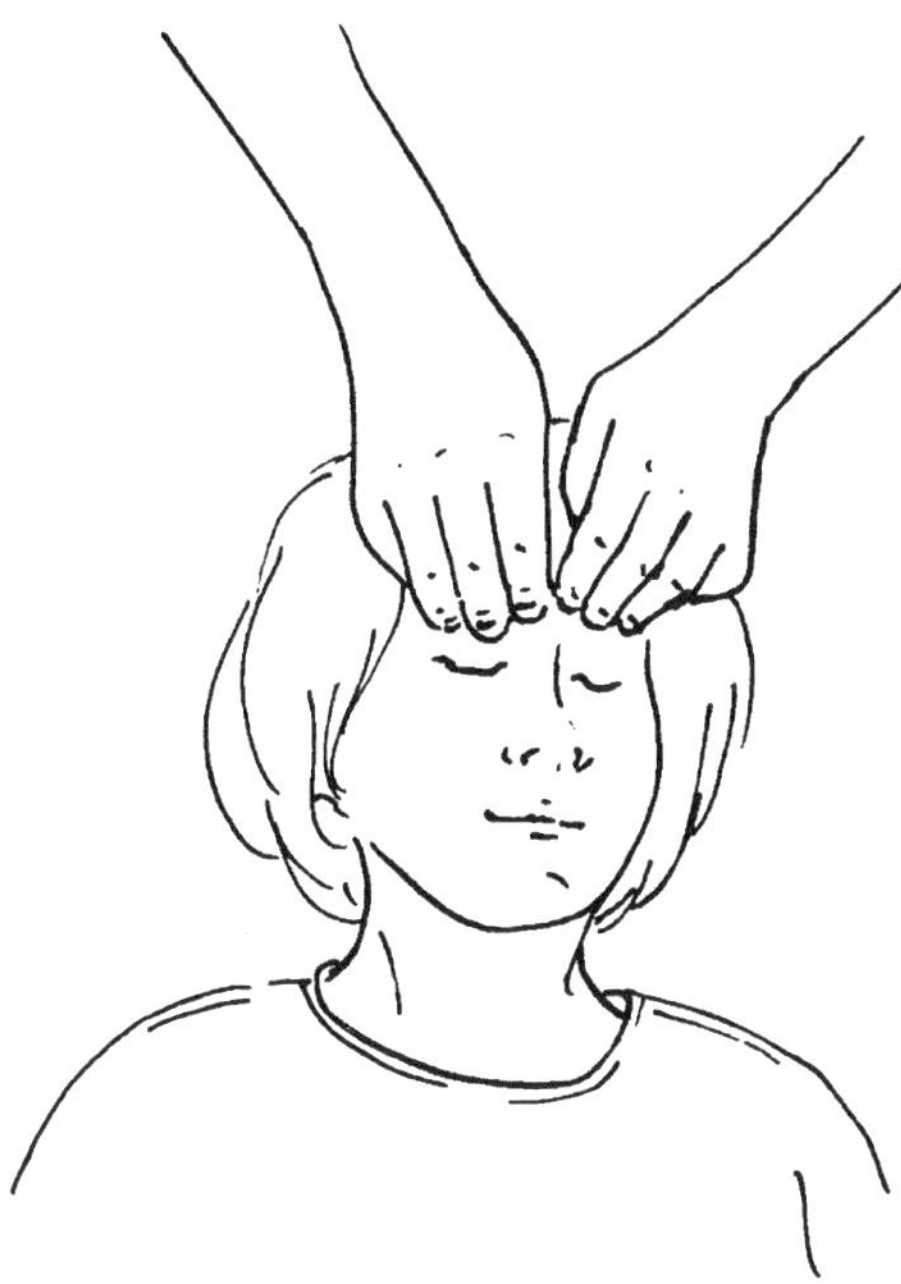

眼窩部を持ち上げてこめかみを調えます

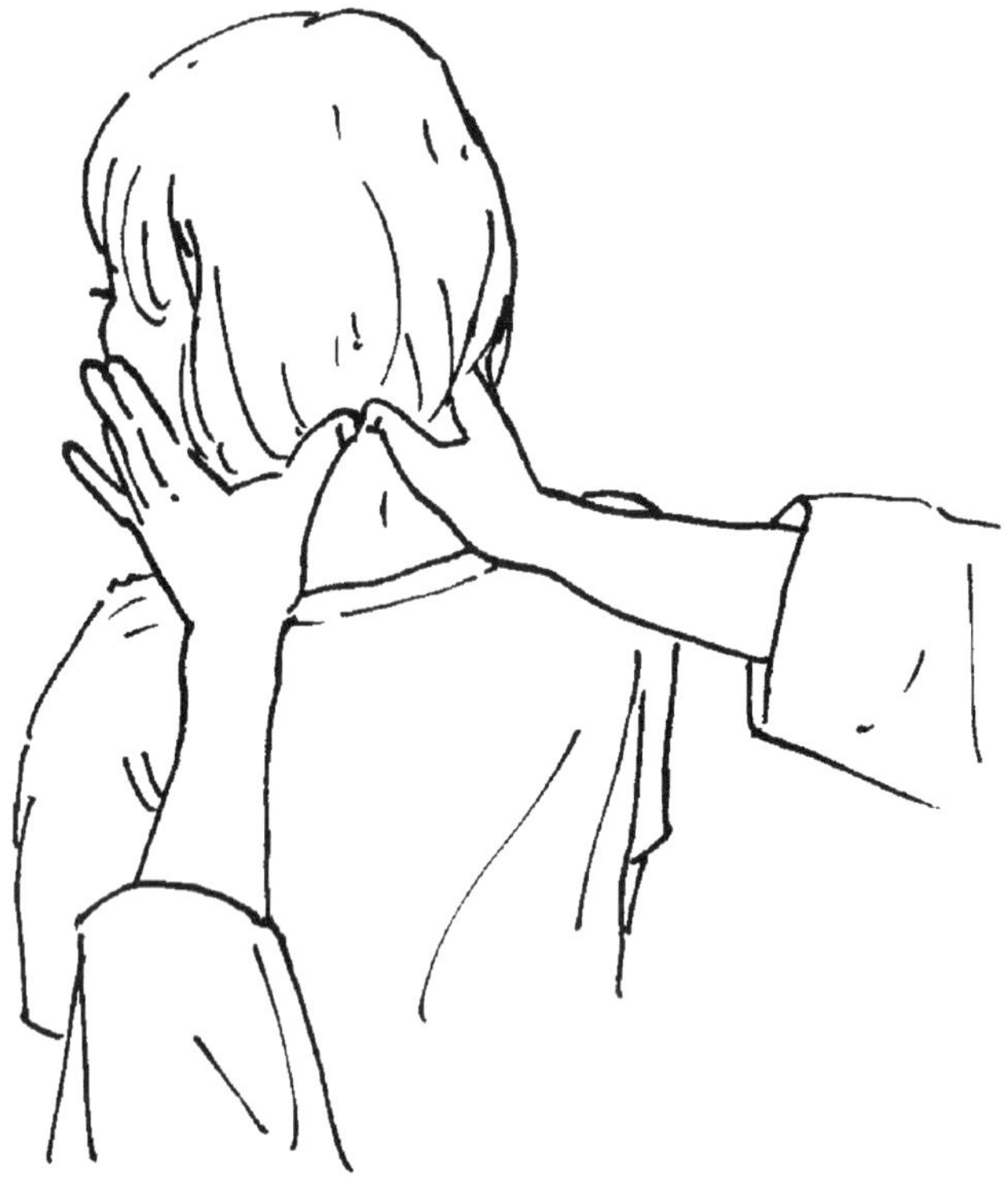

脳活起神法

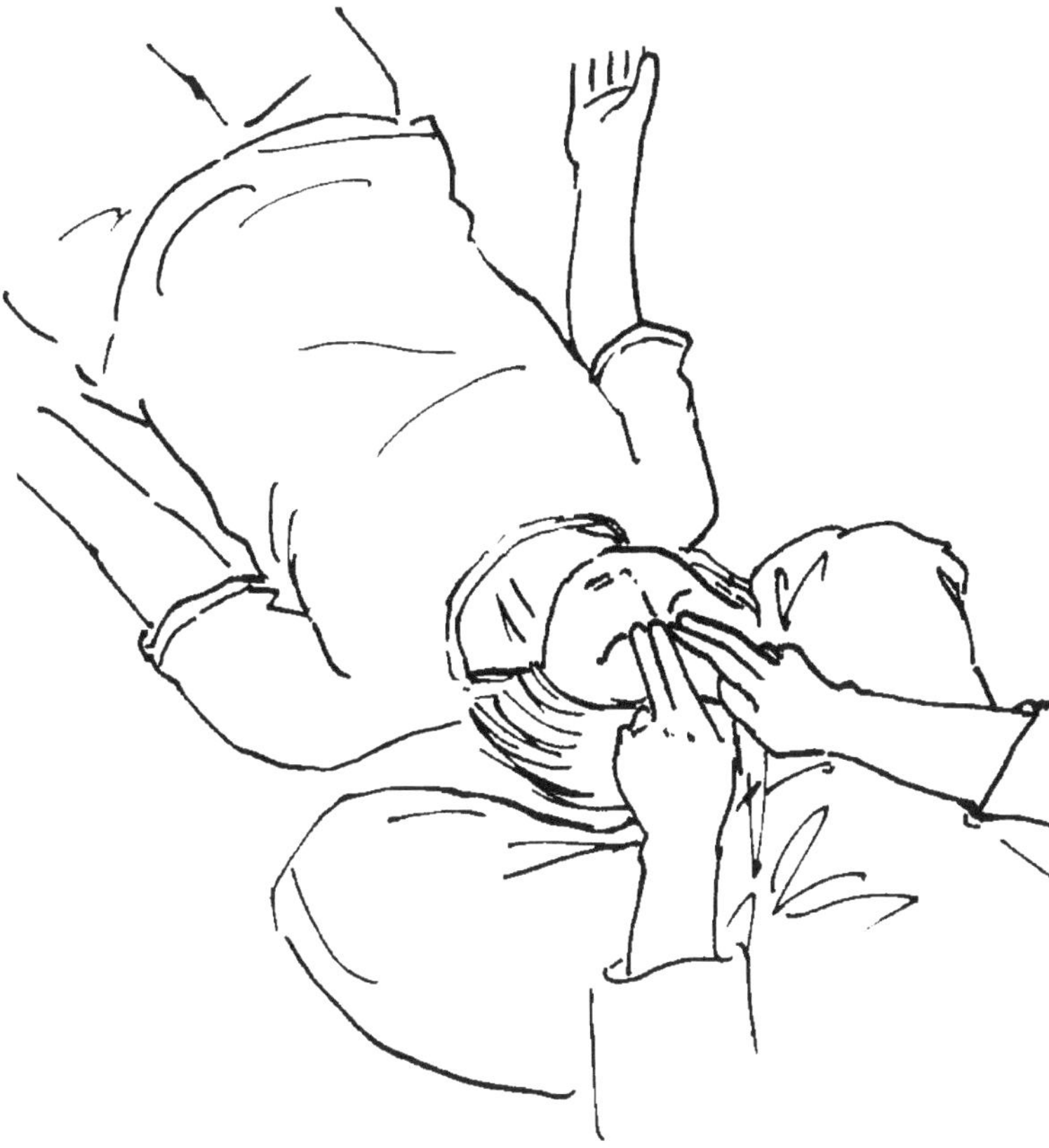

眼窩部の持ち上げ

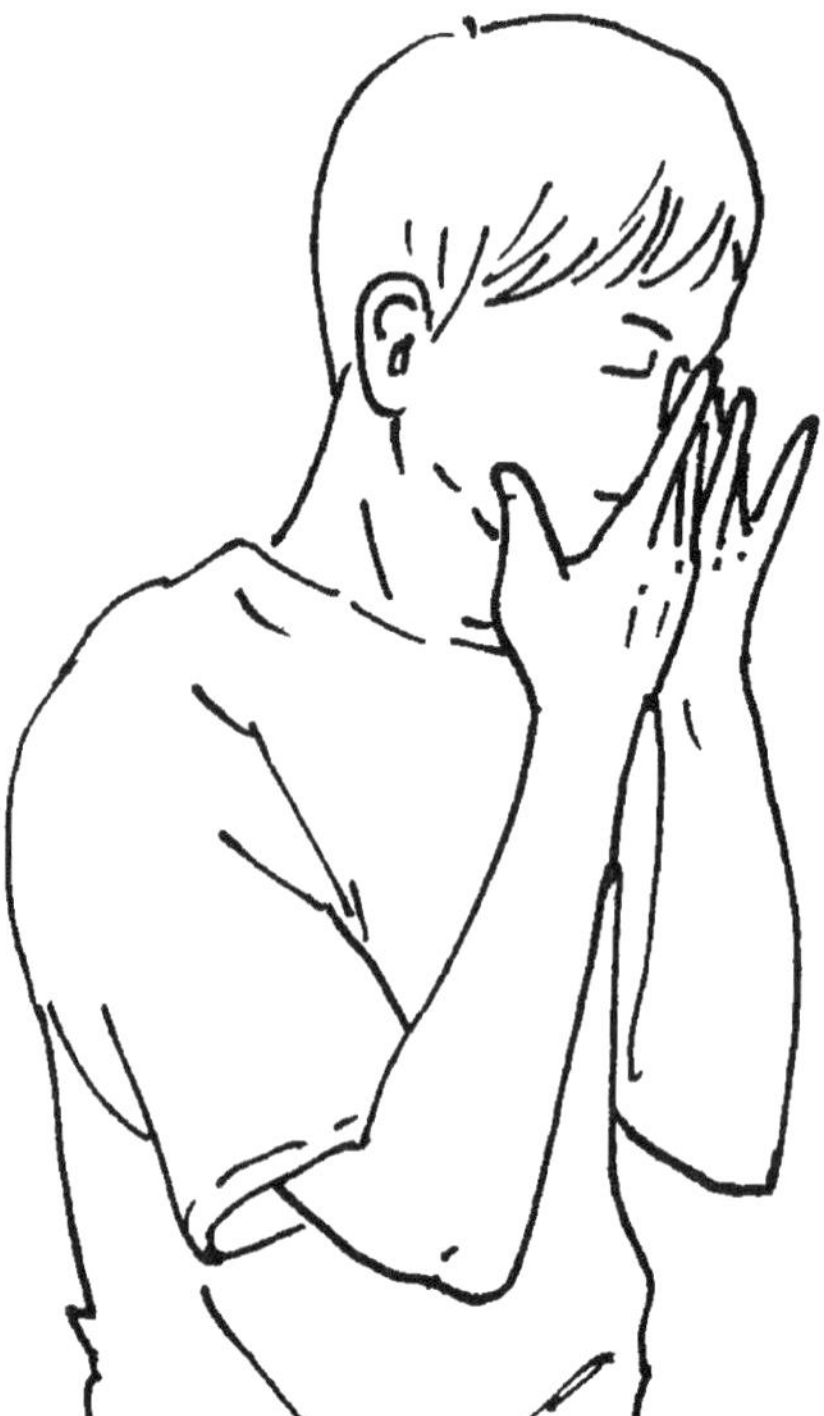

自分でできる眼窩部の持ち上げ

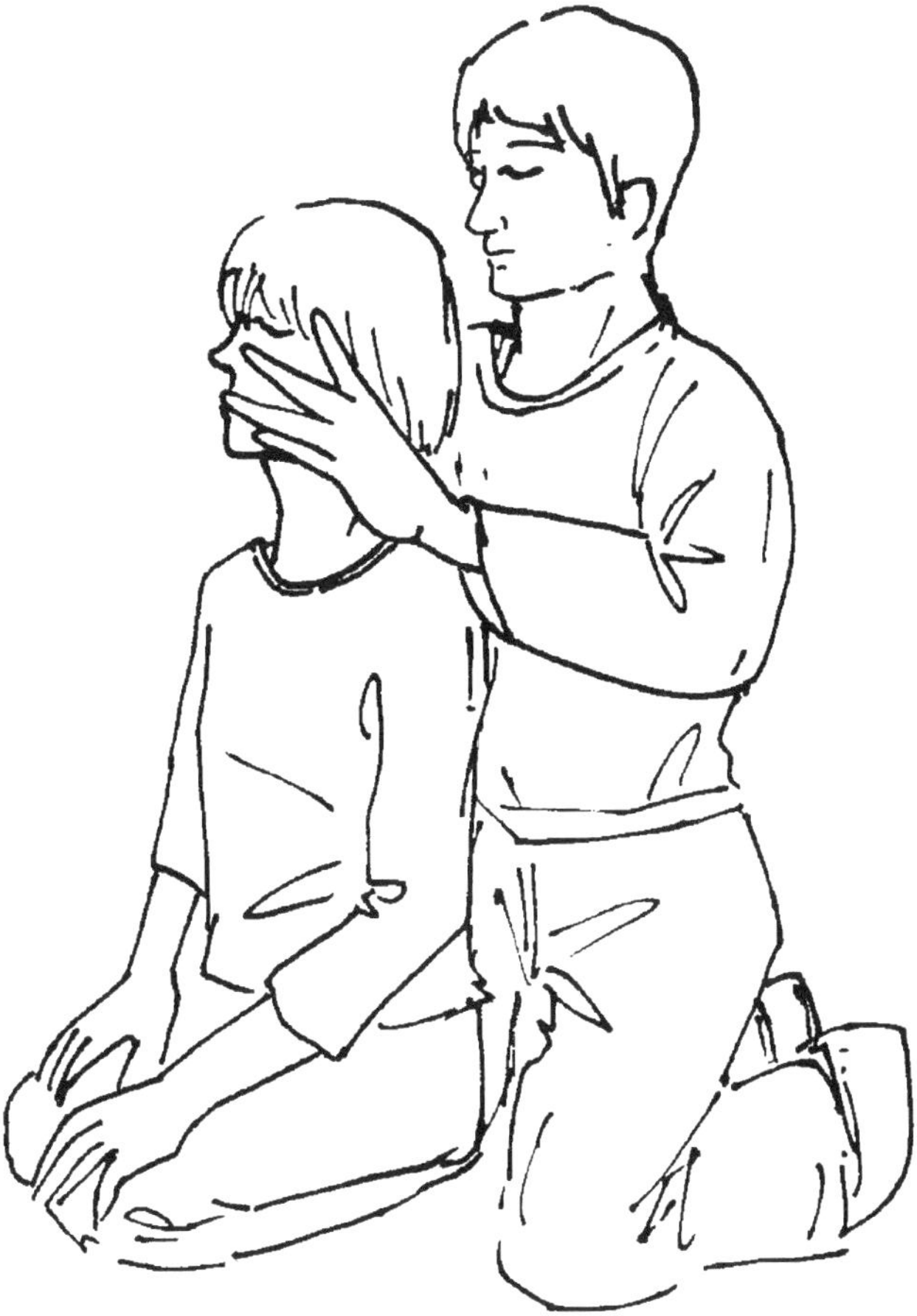

脳活起神法

2 鼻のケア

頸椎三番を調えます（正座の型、仰向け）。
鼻の第一から第三調律点を調えます。
中指と人差し指で鼻を調えます（自分で）。

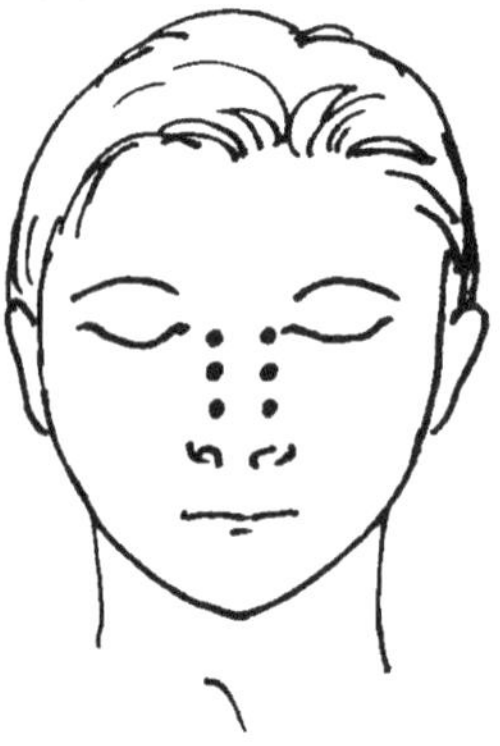

鼻の第一〜第三調律点

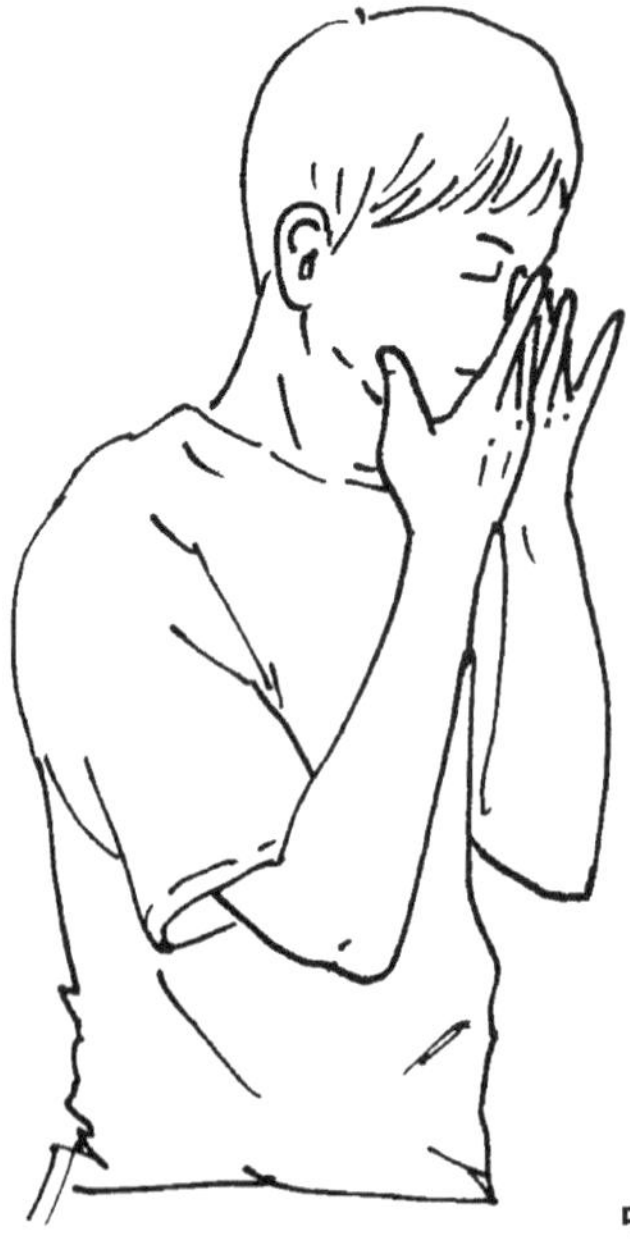

中指と人差し指で鼻を調えます

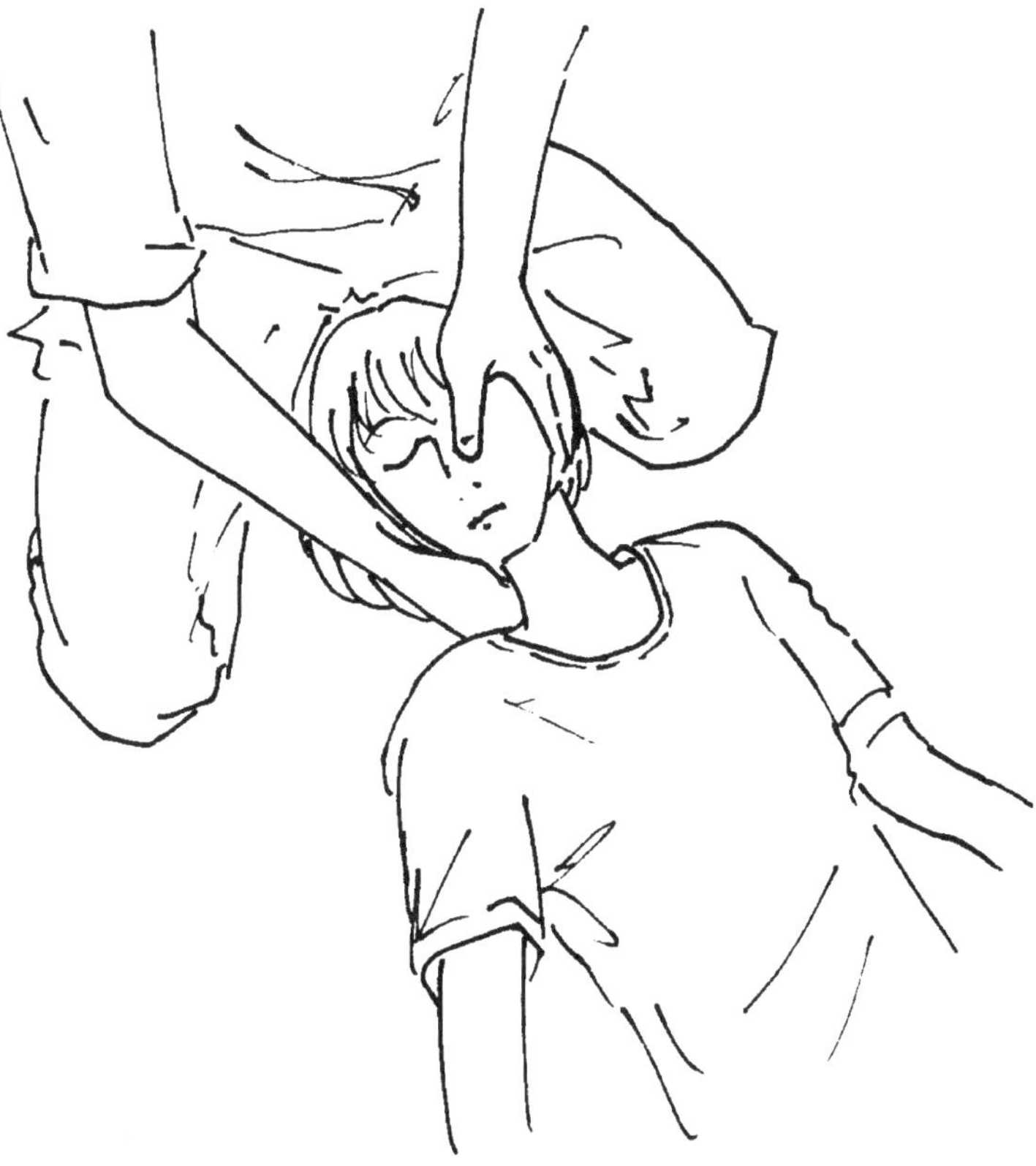

頸椎三番を調えながら鼻へ気を送ります

3 耳のケア

頸椎四番を調えます（正座の型、仰向け）。

耳のすぐ後ろの急所（耳の後ろに凹んだ箇所があります）を調えます（蹲踞の型、仰向け）。

頭部、上肢、腹部、下肢、それぞれの調律点を心地良い指圧を用い調息することは有効。

但し、それぞれの調律点を弛緩することにより一定の効果はありますが、それだけで対応できるものではありません。

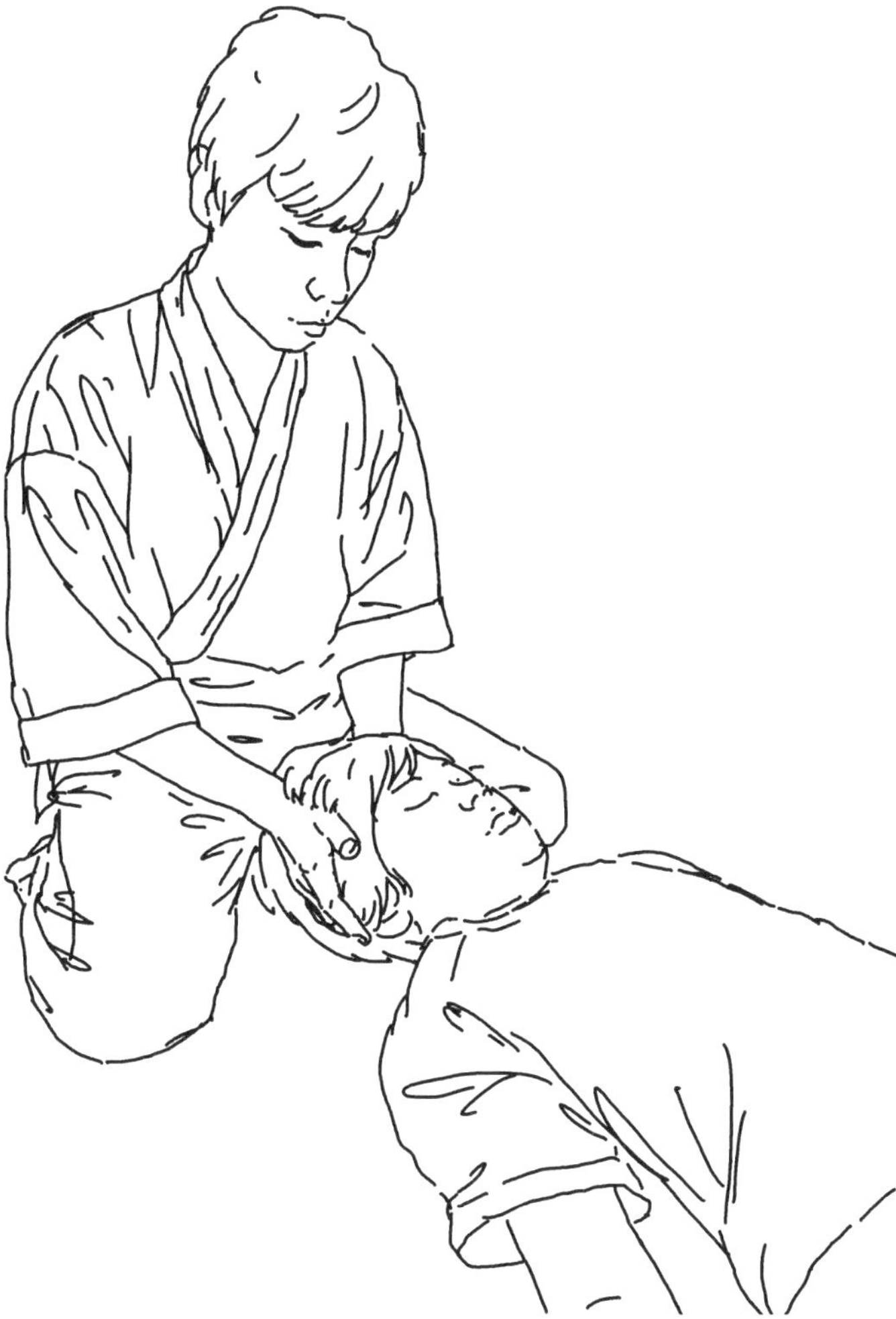

耳の急所

第二節　具体的な病状への対応

すべての対処方法は、「清く綺麗な空間（場所・部屋）」で行うことが大前提です。

1 発熱、喉の痛み、咳

発熱の場合は、とにかくじっと静かに安静にして心身を休めること。こまめに水分を摂り、全身を温めて発汗することです。重ね着をして布団にくるまり、安静にすることと、汗をかき何度も衣服を着替えてください。

薬に頼り一挙に熱を下げると、それから数年後には、さらに高熱による病に襲われる危険が増します。

身体を冷やさずに水分をこまめに摂り、じっくり足湯をすることです。

急激な高熱の場合は、蒸しタオルを頸部から後頭部（頭部第五調律点）へ当てると発汗が助長されます。鼻から息を吸い、口から息を吐き、体内の不要な毒素を口から排出するイメージをしながら、呼吸を調えると良いでしょう（幼児や高齢者には、頭部への血流を急激に促進させる行為になり逆効果になる場合があるので要注意）。

気が上がりやすい場合は、冷たいタオルで頭を冷やし、全身を温めることです。

喉の痛みは、頸部への調息。頸部を温めること。土踏まずの硬結部位を弛緩。足湯。

咳の場合は、「胸部活点（鎖骨上部）」を温めます。頸部を温めます。眼を閉じ、ゆっくりリラックスして静養します。

頸椎五から七の調息。

頸椎五から胸椎三まで静かに蒸しタオルなどで温めます。

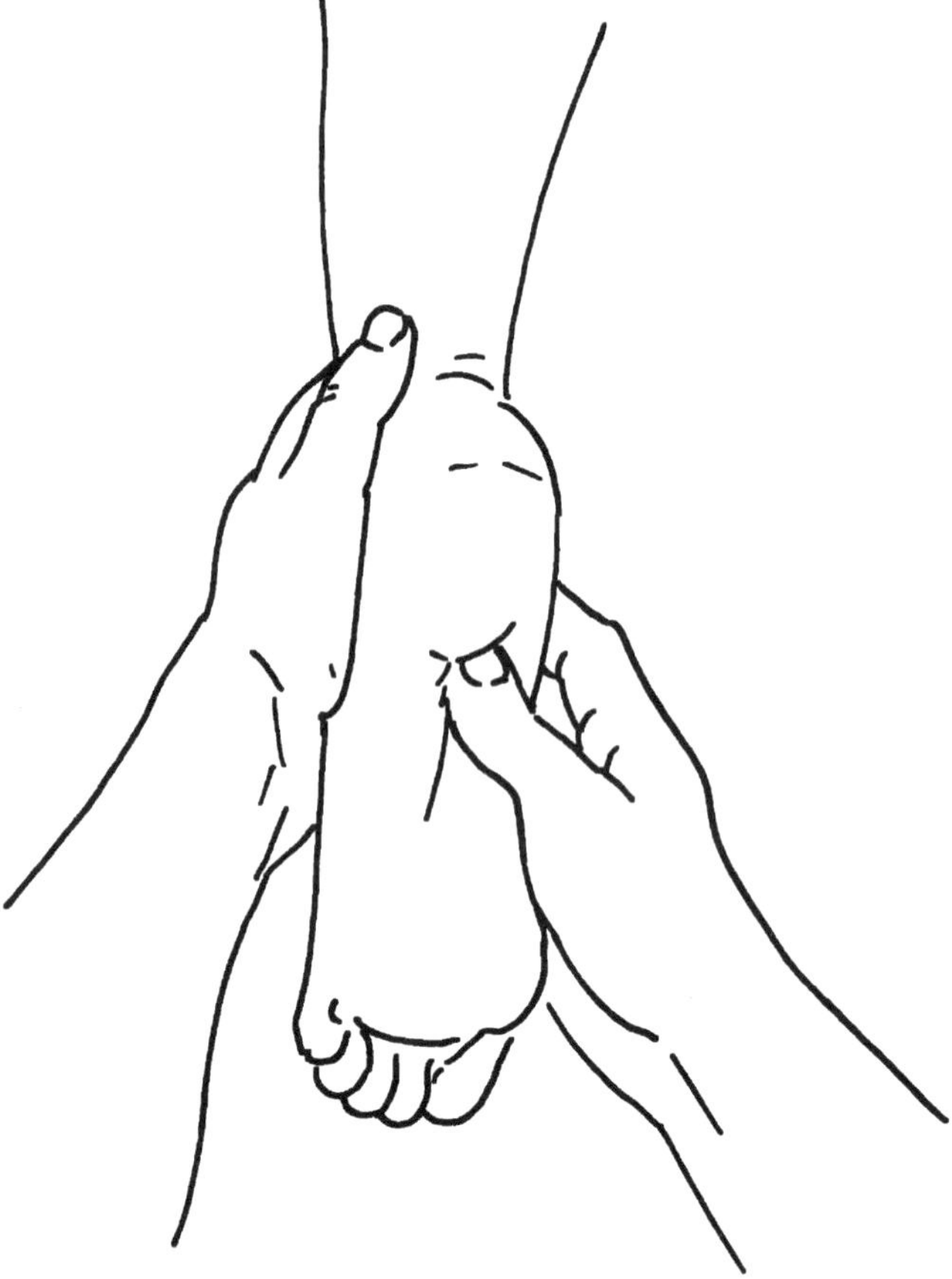

喉の痛みを取るツボ

2 頭痛

脳活起神法、頸部の狂いを調息、頭部調律点を中心に（硬結部位）調息。冷えからくる場合は、下肢と腰を温めること。

眼窩部の持ち上げ、こめかみを調えます。脳内での深刻な異常が原因である場合は、眼をはじめ身体の各部位へ異常が伝わっているので、すぐに判断できますが、素人にはわかりません。

これらの対処をしても痛みが治まらない場合は、脳内の異常が原因である場合があります。

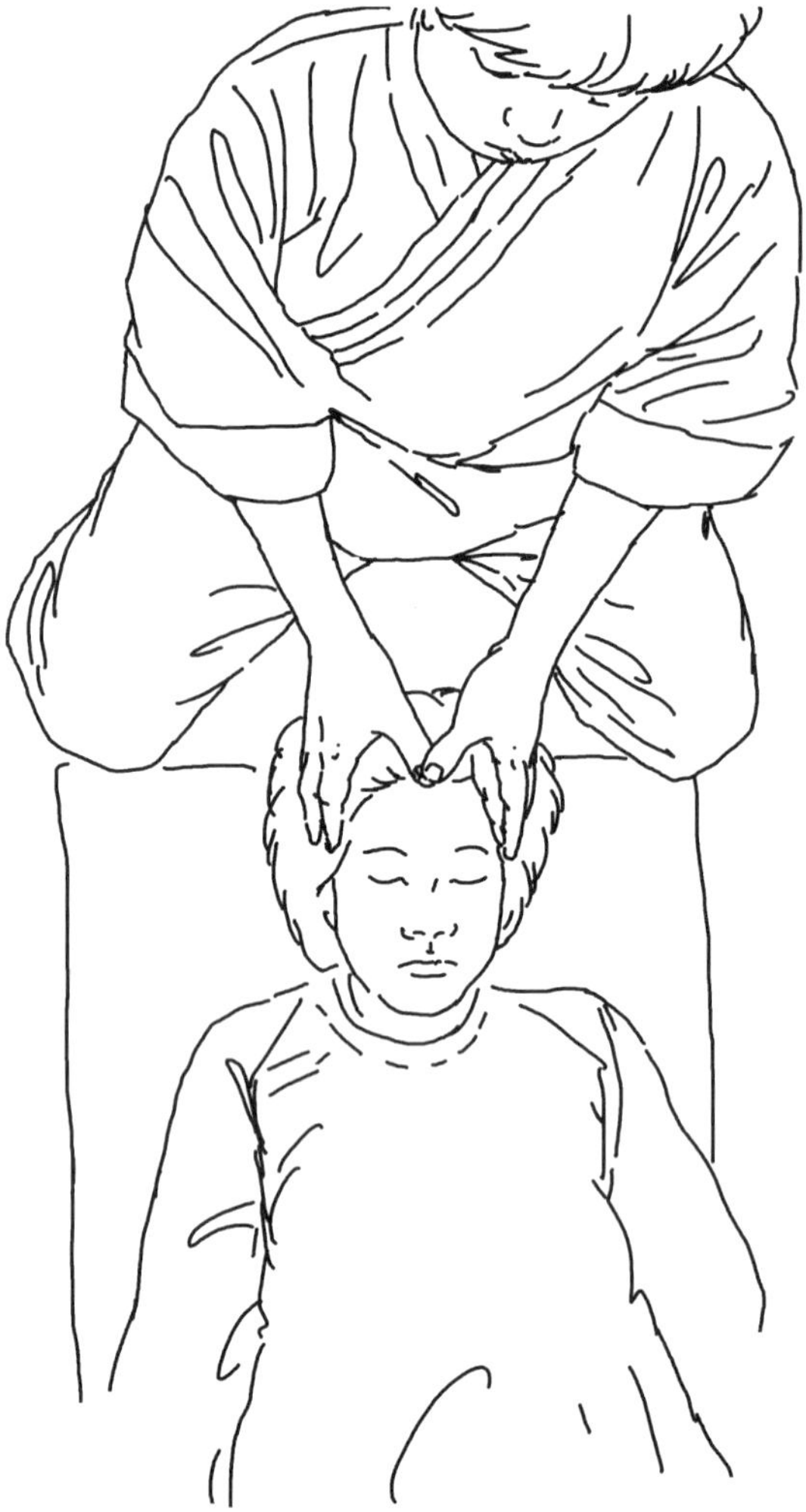

頭痛　頭部第一調律点

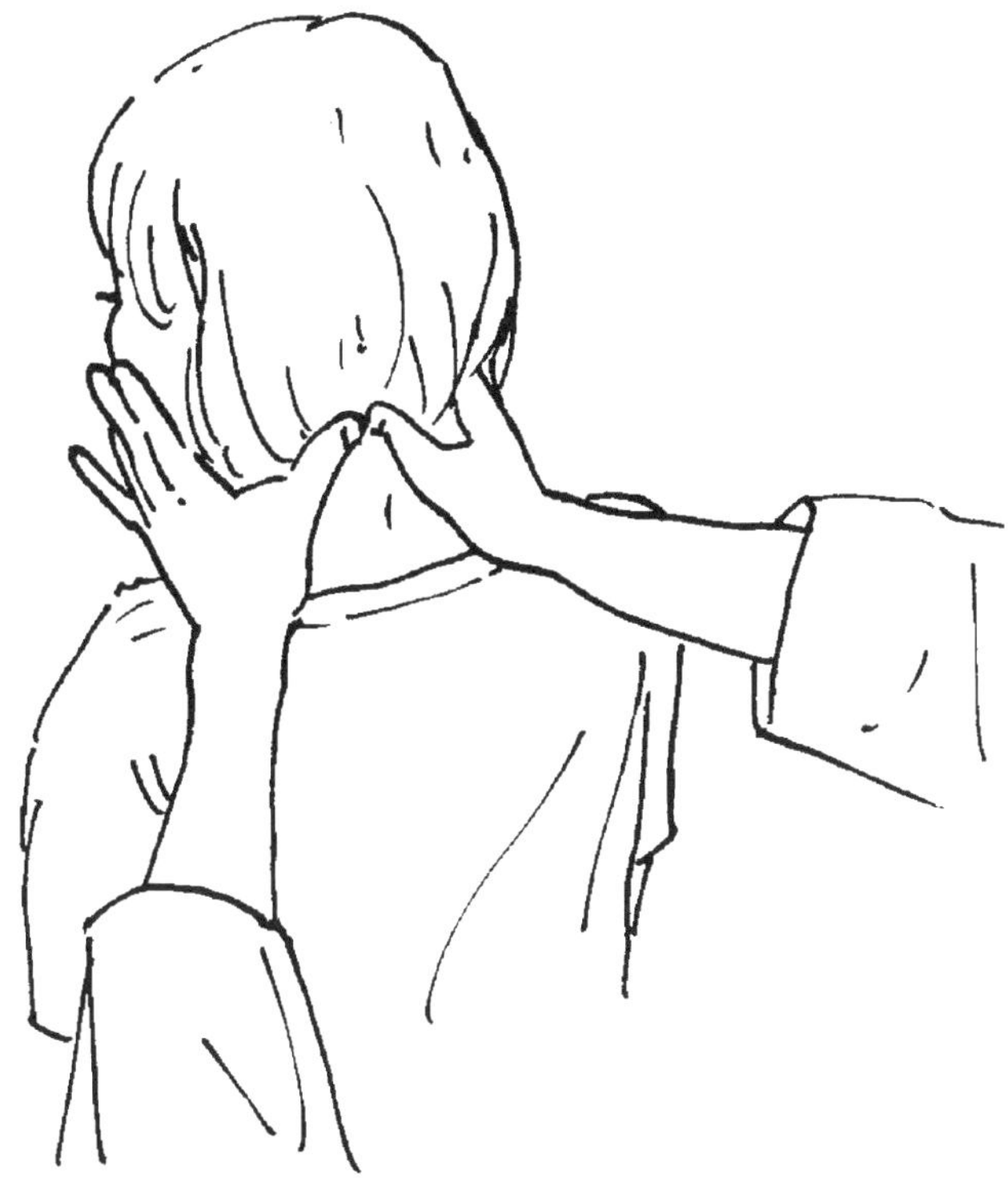

脳活起神法

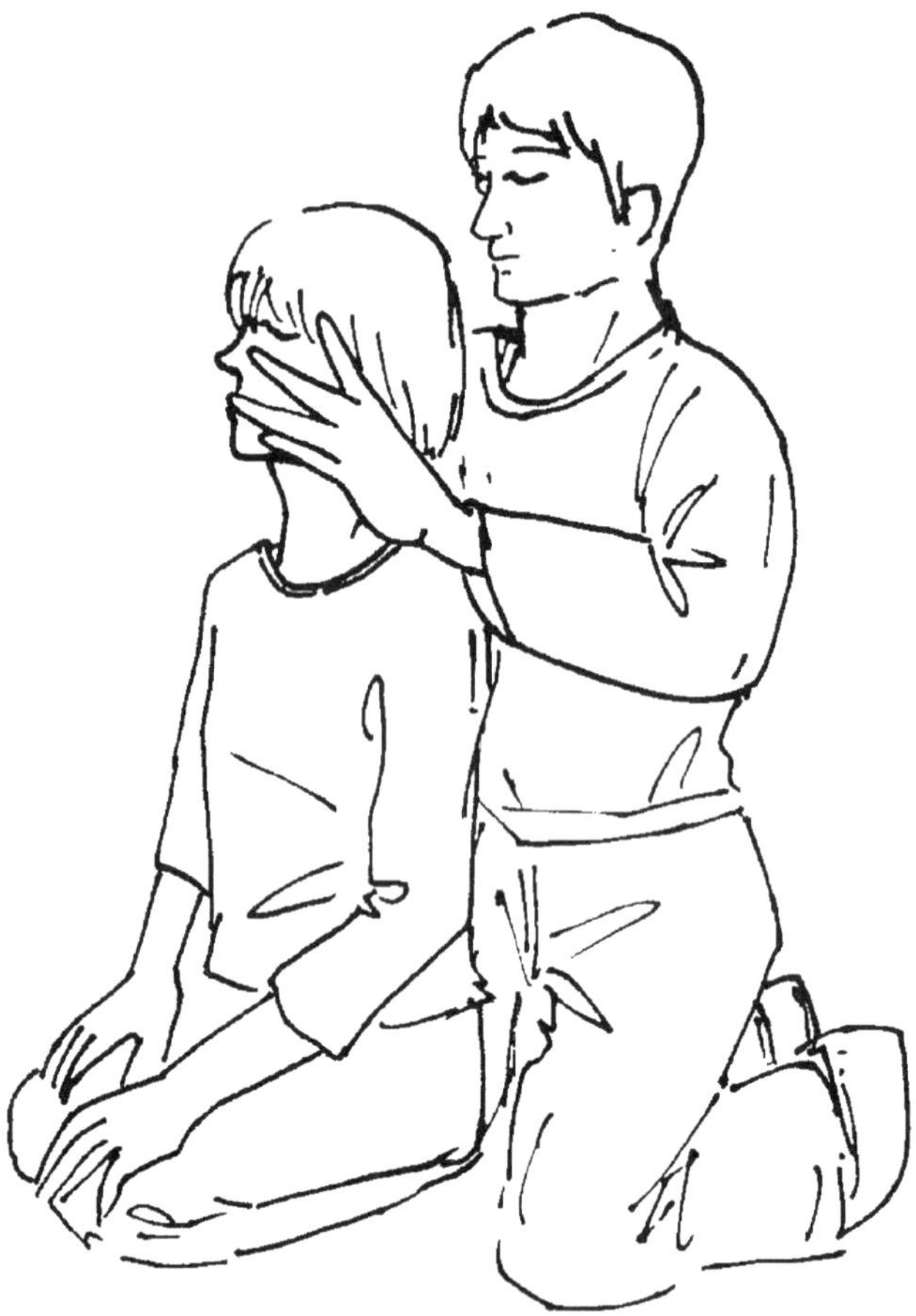

脳活起神法

3 腰痛

腰椎一から五までの意識移動、半身浴が効果的。

腰の反りがなくなり、一定の部位に負荷がかかり、その部位が緊張しているために、痛みがあるのが腰痛です。

基本的には腰椎三番を中心とした捻れが原因であることが多いのです。

腰痛の急所は腹側と内股です。

左右の腹側（脇腹と骨盤上部の間）を両腕でつまみ、息を吸いに入る前に弾くように放します。

左右のうち硬結部位を多めに（腹部第六調律点の弛緩）施術します。

左右の足の付け根から膝までの内股部分の硬結部位を指圧し弛緩します（下肢第四調律点）。

腰椎一〜三側の左右硬結部位をバランス良く弛緩。

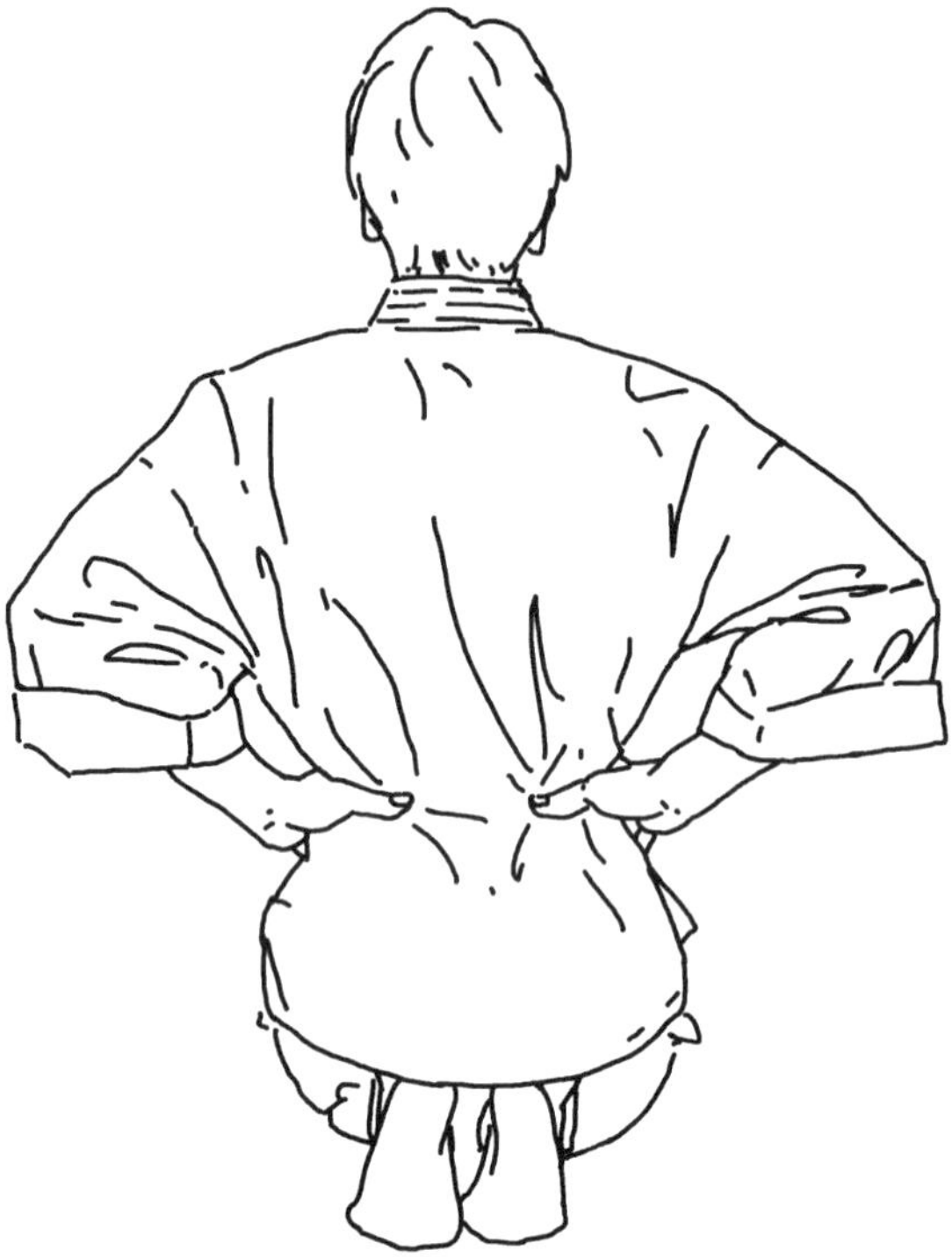

腰痛　腹部第六調律点

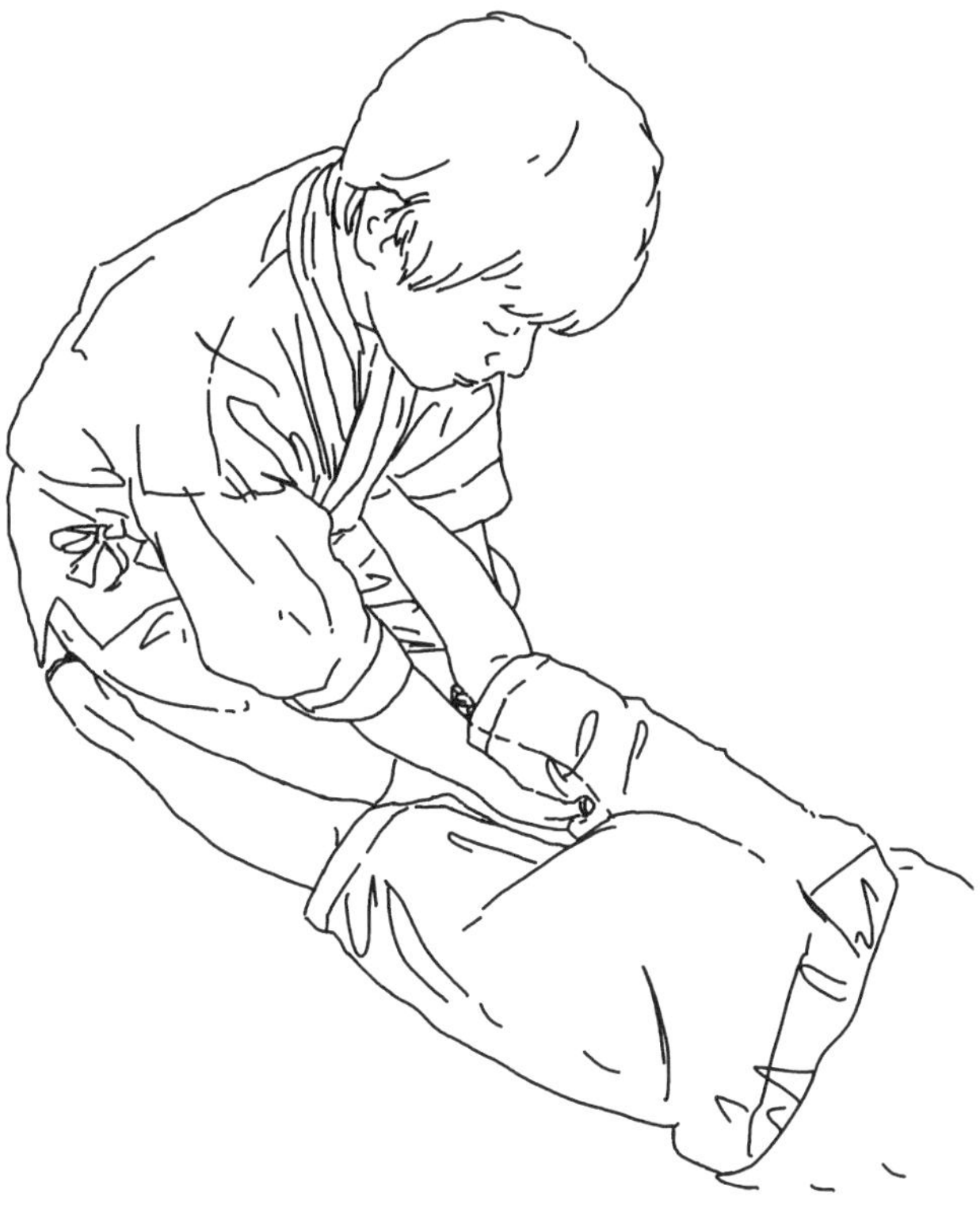

腰痛の急所

4 腹痛

食の氾濫している現代社会にとって「腹痛」は、いきなり大病へと繋がる危険な身体からの信号です。

本来、食べ過ぎによる胃痛などは、梅雨時期から初夏にかけて、ものが腐りやすい時期に起こるとされていました。また、胃の痙攣《けいれん》などは冷えにより秋から冬にかけて起こりやすいものであるといわれてきました。

しかしながら今は年中、いつ腹痛が起きても不思議ではない生活習慣を送られている人が増えています。

腹痛にも、食中毒、下痢、胃痙攣、便秘など色々な種類があります。基本はとにかく「冷やさないこと」です。

食中毒の場合は、まず患部（胃と肝臓を中心にお腹周り）を温めること。湯たんぽや、蒸しタオルが有効です。そして、足湯です。各指の間が詰まりやすくなっていますので、下肢をじっくり温め弛緩することです。

胃痙攣などにも足湯は効果的です。

下痢なども含め、また消化器系の痛みには、腹部第五調律点（痢症活点）が有効です。肝機能を正常な状態に調え、腹腔内の臓器に影響を与えます（呼吸は鼻から息を吸い、鼻から息を吐きながら意識は指先に集中し、腹部第五調律点を適度な指圧で、指先にある意識を体内へ送ります）。

食べ過ぎの人は、食前にまず正座をして、そこから仰向けになります。両腕は真上に伸ばし、左右の膝を寄せて鼻から大きく息を吸い、口から大きく吐きながら身体を伸ばし、息を吐き切ったところで脱力します。食べ過ぎている人はこの姿勢をすることだけでも、はじめは困難でしょう。

右足首を回します（右足首と胃袋は連動）。

「便秘」の場合は、腰椎四番の前面に意識を移動することができれば、すぐに便の通りが良くなります。

それ以外では、常温の水をよく飲むこと。腰椎四番二側を指圧するのも有効です。

上行結腸、下行結腸をそれぞれ触り、便があるところを温める、もしくは適度な指圧（鼻呼吸は前述の通り）をすること。

上肢第二調律点、腹部第二調律点も有効ですが、それだけでは効果が薄いので、前述の方法と組み合わせると良いでしょう。

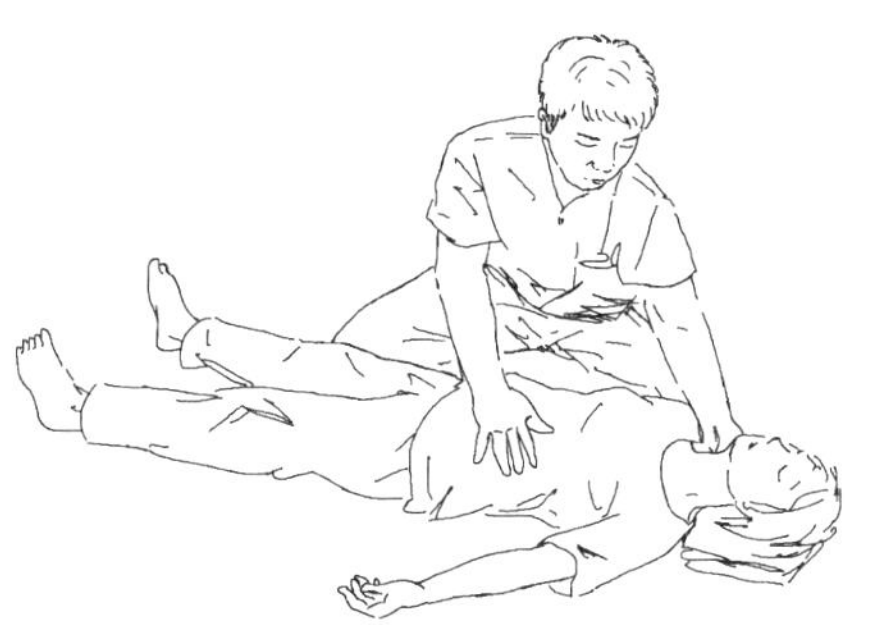

腹部第四調律点

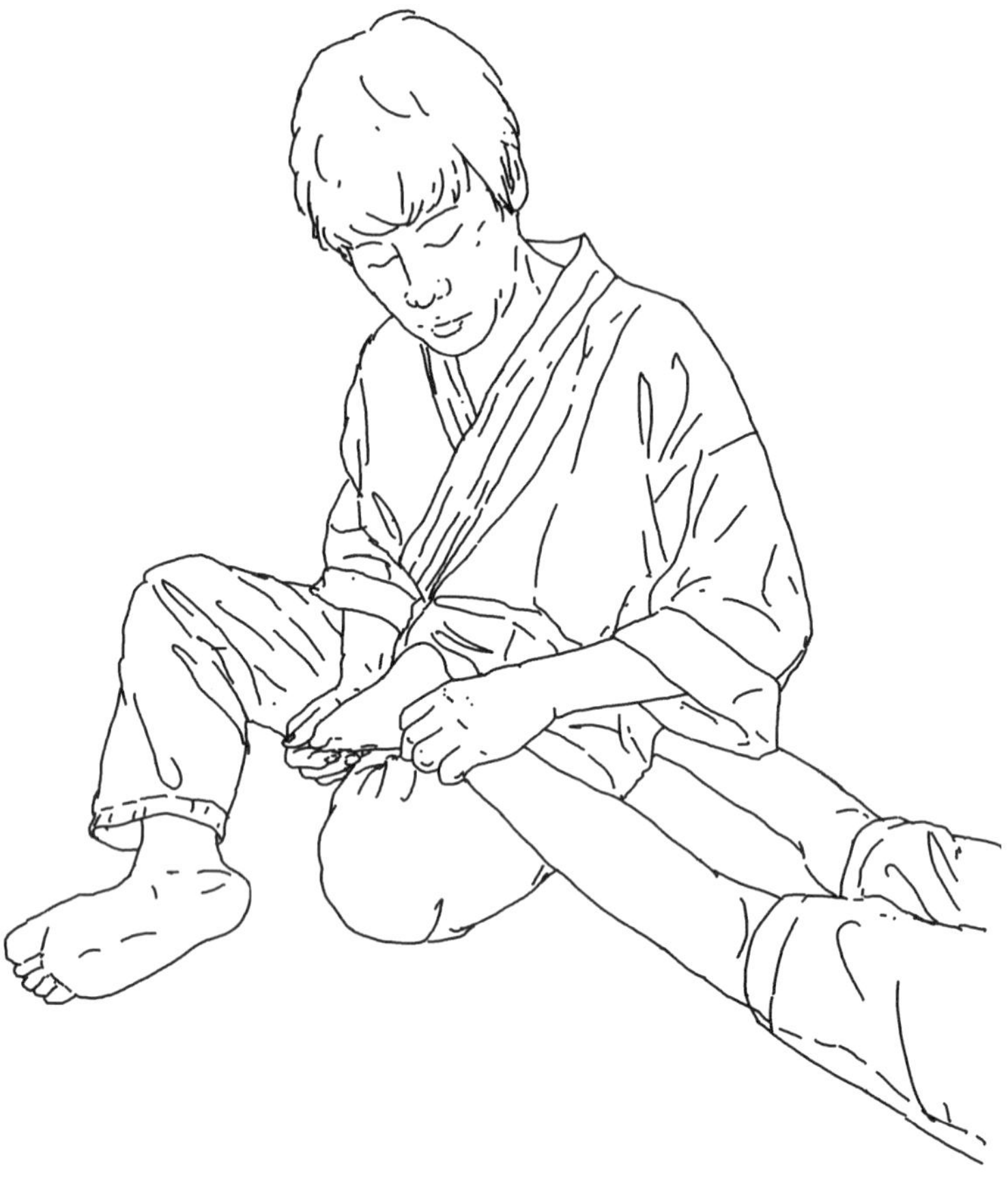

腹痛

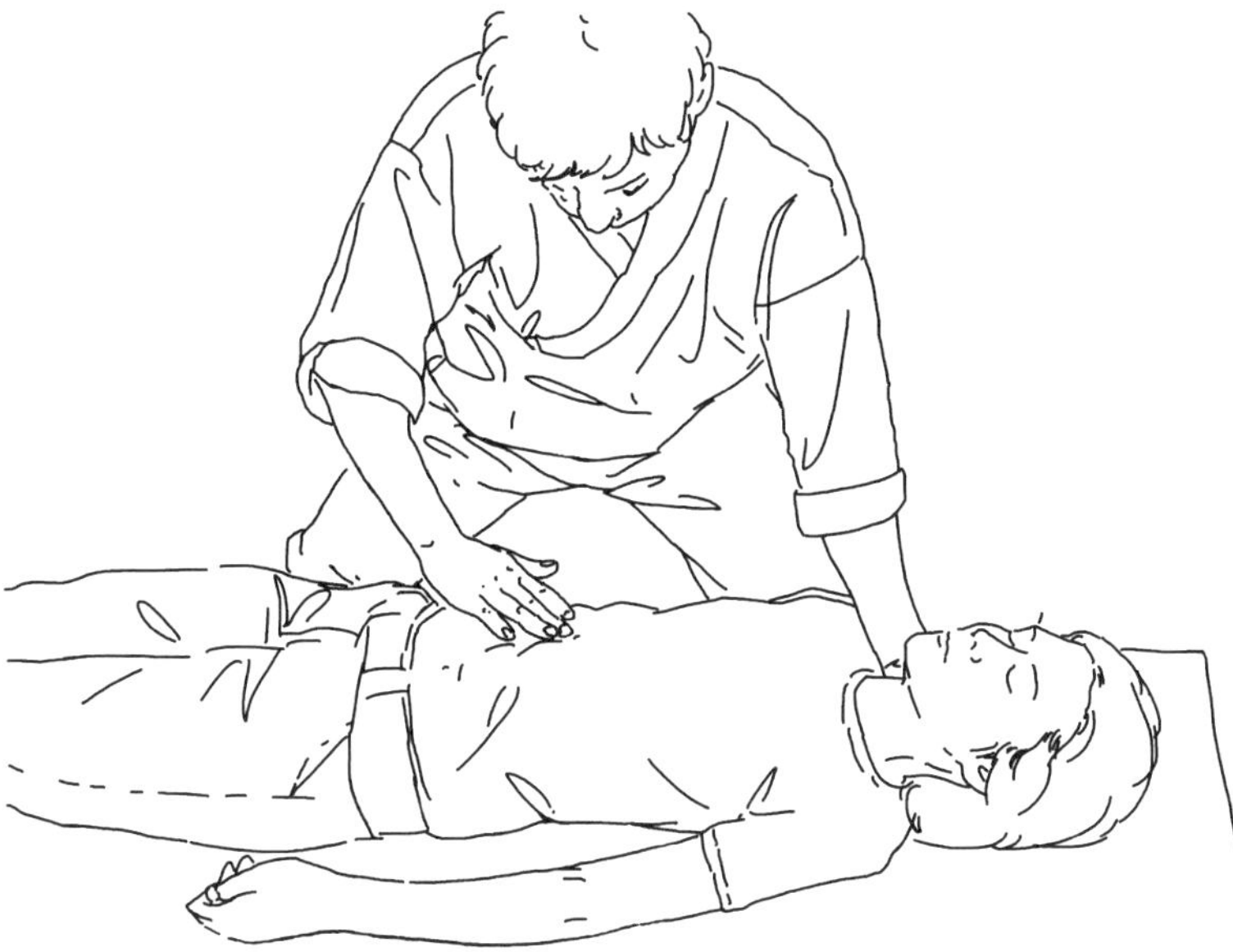

腹痛

5 肩こり

眼の疲れ、過食により臓器の疲れからくる肩こりがあります。
基本的に右肩のこりは、過剰な栄養摂取が原因であり、肝機能との関連がある場合が多いです。一方、左肩のこりは、循環器が原因であり、心臓への負荷、頸部、胃への負荷が原因であることが多くあります。

環境悪化により空気が汚れているために、多くの人は無意識に呼吸を浅くしています。そのために腰の反りがなくなり（食べすぎによるものもある）、心臓を守ろうとするために上肢は回内します（パソコンの使いすぎによるものもある）。その結果、鎖骨が沈み、顎が落ち、ストレートネックになることにより、肩こりになる人が多発しているのです。

上肢第二、四、六、第七調律点一から三の調息。四番目の調律点である大胸筋の裏（鎖骨下への影響大）への指圧並びに調息が効果的です。

両肩を上げて「ストン」と落とす運動。「眼」「頸部」「硬結部位」を温めるのも良いでしょう。

6 貧血、目眩

脳活起神法（頭部は左側が頭部への血流、右側が頭部から頸部へ戻る血流）、脳への血流が滞ることで貧血は起こります。

左後頭部が落ちているので、それらを調息します。腎臓を活性化させるための腎臓への調息。また、下半身をしっかり温めることが重要です。半身浴がオススメ。

7 生理痛

生理痛は基本的に、腰椎四番の捻れが原因とされています。腰椎四番の前面と後面の中心位置の違いにより痛みの変化も異なります。

本来は生理がはじまる一週間から十日前には後頭部が開いてきます。甲状腺ホルモンの分泌が活発化し、そのことにより「中頸」が緊張します。小鼻や胸の張りがあり、それらを弛緩することにより、骨盤の開閉をうまく助長することになります。

最も有効な対処法は、仙骨部位と下腹部を身体を挟むように蒸しタオルや、湯たんぽで温めること。外出時にはそれらの部位にカイロなどを使用すると良いでしょう。

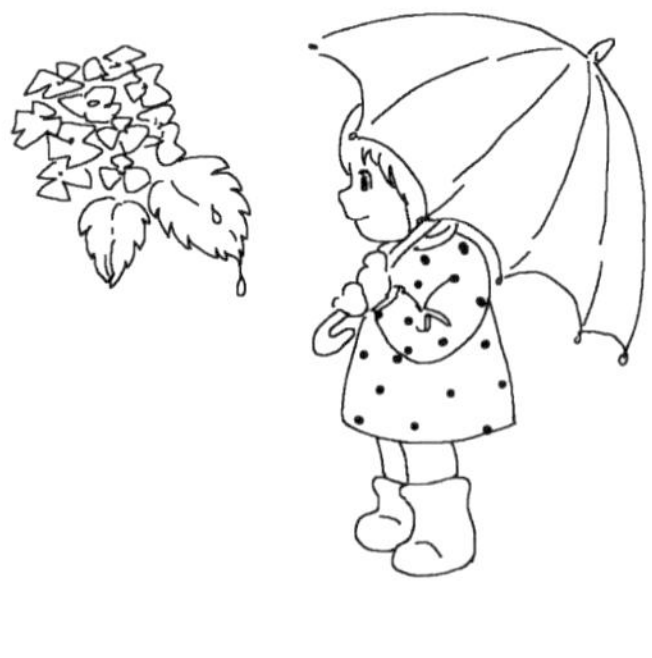

第五章

「地球環境」の悪化が人類を退化させている

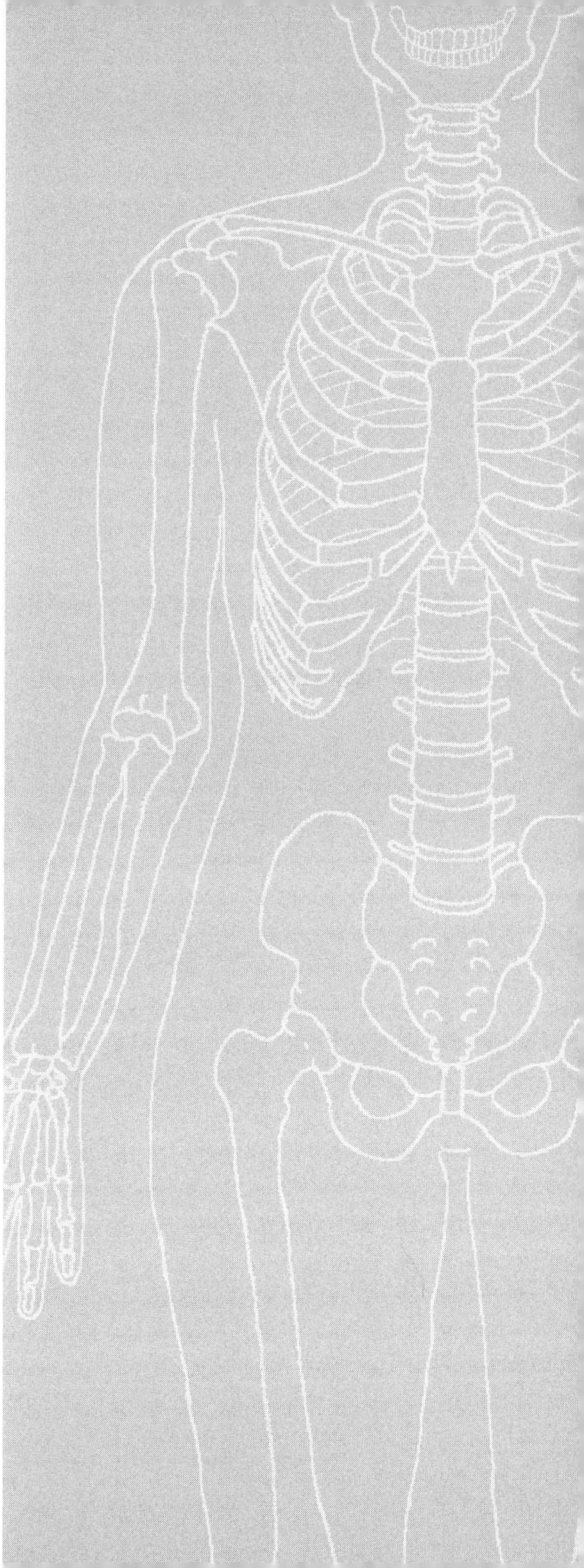

第一節　地球環境

1 環境と健全で健康な心身は連動している

人は地球にいる生命体です。

人体をより理解することは、同時に我々が存在する地球をより深く理解することでもあります。身体の理解は、生命の尊厳を正しく認識することはもちろんのこと、美意識や秩序といった情緒的な感情や異性に対する考えなど、生命の根幹までにも大きく影響を与え、人が進化する方向まででも変えてしまう大切なことです。

地球の循環が滞れば、そこにいる人体の循環もまた滞るのが必然です。

人は、形があり、限度のある地球という尊い場所に共存している事実を正しく再認識する必要があるのです。経済主導、人口爆発、環境破壊……「グローバルな社会」という、人が地球上で中心になる発想はすでに古いのです。開国をして地球の裏側にある国とも貿易し、互いの欲望を過剰に容認する行為を利益だとして、それらを共有しようという時代は終焉を迎えなければいけません。人が自ら創り上げた「お金」に翻弄され、一部の富を独占する人達に人類の未来を左右される、そんな歪んだ時代はもう終わりにしなければいけません。

空間が穢れていれば、身体も蝕まれます。身体が蝕まれれば、心の安定や安堵もありません。綺麗な地球環境を確立しない限り、安心・安全で幸多き社会を確立することはできないのです。地球もまた大きな循環の中で生きています。人類は地球を中心にした考え方、地球と共生した新しい営みを確立することが急務なのです。

人が人であることの本意は、身体を清めることであり、それが正しく進化し「生きる」ということなのです。汚い空間でいくら「美」を追求しようとしても、所詮は誤摩化しでしかありません。綺麗な空気、清い水、肥えた大地、荘厳な森林、澄んだ海、多種多様な生命が共生する地球の清き循環と再生に立脚した、正しい営みをしてこそ「健康」な心身を創造することができるのです。健全で健康な心と身体には「清く綺麗な地球環境」を築くことが必要不可欠なのです。

2 現代人は総じて環境病

地球は今、非常に汚れています。タバコを吸うことが不健康なように、汚れが進行している地球で汚い空気を身体に受け、呼吸により汚い空気を体内へ取り入れている行為は身体を蝕んでいるのです。現在、呼吸をすることに抵抗がない人は、ご自身の身体が鈍っているのだと認識してください。身体は鈍ると心の安定も乏しく、発想や行動も乱れがちになります。マイナス思考も働きます。

酷い場合は自虐的になるか、現実逃避をして自身に都合の良い情報だけを鵜呑みにするようになります。体内毒素を排出したいが故に、自身では気づきもしていないのですが、動いて体内毒素を発散しようとするので、そのようなときはじっとしていられないのです。常に動きたがり、また飲み食いにより体内毒素を排出したがるので、とにかくよく食べます。

皮膚も分厚くなり、全身から穢れた気が噴き出し、悪臭をまき散らします。何事にも過剰になりプライドと不安も大きく、目も鋭くなります。

そのような状態で生活していると、身体が鈍いあまり病の進行を感じられず、若くして急な大病で命を落としやすくなります。芸能人やスポーツ選手など、若くして大病を患っている人を皆さまもテレビや新聞などで見聞きされておられると思います。

先にも述べましたが、地球上に存在する『人』という生命体は、形ある生き物です。形のあるものには容量があり限度があります。人も地球にも汚れを浄化することができる限界があるのです。

汚染されている地球の汚い空間にいて、体調不良になりがちな人のほうが縦横無尽に動き回れる人よりも正常なのです。逆によく動けるので健康だと思い込んでいる人の方が、実は鈍く不健康であり不健全なのです。人類は正しい健康観を持たなければいけません。穢れている人は身体が鈍いが故に、地球を汚染しても気にもしません。だからこそ、さらに地球の環境破壊を拡大し続けることが平気なのです。

人類の多くは今、地球にとって最も迷惑な存在になり下がりました。人の多くは汚い空間で過ごしておりますので、すでに肉体の穢れはかなり進行しています。心身のバランスが崩れ、物事の優先順位も曖昧で、狂ってきている人も皆さまの周囲でも増加しているのではないでしょうか？

その一つの現れが史上最悪の東京電力福島第一原子力発電所事故による放射能漏洩なのです。問題の根本的な解決方法は、まず人の身体が鈍く穢れていることを知り、謙虚にその事実を受け入れることです。そして、物事を精査するときの絶対的な基準として、「清さ」について考え、身体の感覚で「清さと穢れ」の違いを繊細に感じる努力をすることです。

身体が清くなれば、汚い空間を正しく拒むことができるので、汚い地球の現実を身体が理解し、早急に環境破壊を食い止め、改善する生き方に変えることができるようになるのです。

そして、そのような国創りをする政治を賛美するようになるでしょう。

人は総じて「環境病」を患っているのです。人類の繁栄のためにも、清く敏感な身体づくりを重んじ、地球を清く綺麗な場所にすることが急務なのです。

3 緑とスピリチュアリティ

～脱原発をどう考えてゆけば良いのか?～（『スターピープル43号』掲載／文・大川知乃）

人類は地球の資源を搾取し、自然を破壊し続けてきました。一昨年三月（二〇一一年三月）に発生した東日本大震災と東京電力・福島第一原子力発電所の事故により、多くの国民が「環境」と「健康」について再考し、「安心」と「安全」を感じ生活することが、いかに大切なのかを痛感したことでしょう。

私は地球を穢し続ける「人」という存在に対して、震災以前より地球危機を警告しておりましたが、残念ながら人の過ちにより原子力発電所による放射能の漏洩という忌まわしい人災までもが発生しました。

経済の「成長」という欲望を容認した体感の乏しい誤った思考からだけの発想により構築された社会に、未だに人類は立脚しているのです。米国主導のもと「競争」を当たり前とした独占資本の鈍く穢れた時代は終焉を迎えるときなのです。

人の多くは自らの過ちを少しは理解しだしました。これからは今日までの過ちを推進してきたシステムを改めて、「地球のため」になる生活様式を構築させることが大切なのです。

「スピリチュアル的にどう生きていけば良いのか?」という問いに対して、私の答えをひと言でいうのであれば、「清まることが進化である」ということです。具体的に述べるならば「空間を正しく感じることのできる清い身体を創造する」ということです。

「人」という生命体も肉体を持った形ある生き物です。形あるものには容量があります。そして、地球もまた形があり容量があるのです。容量があるものには限界があります。我々の祖先はもちろんのこと、皆さまもこの限界がある地球の一部なのです。この地球に生存するすべてのものは、地球という場所を清め、地球をより進化した存在位置に正しく進化させることに寄与する一員にならなければいけないのです。そうでなければ、「人」は空間には迷惑な負の存在であり、他の存在の足かせになってしまうのです。

「講和のとれた社会」とは、地球と共生し、物質社会においても清きものを最も讃美した社会のことです。精神世界でいうところの「宗教」という、思い込みによって清き存在を「人」が頭で認識できる位置にまで落としている現在の社会からは程遠いのが現状です。

人が中心になる社会で、「神様」を都合の良い扱いにする時代を終焉させなければいけないのです。人類の歴史において、それぞれの時代に欲のある権力者達が「清き進化の方向である『理』を少しは感じている人（シャーマン、巫女、風水師など）」を利用してきました。

しかしながら、権力者達に利用される「人」もまた同様に欲があり、中途半端な感覚の持ち主であったのです。欲のあまり権力者達に迎合し、真実を歪曲した歴史を容認してきたのです。

日本でいうのであれば、神社に清い神様を迎える神事を正しく継承できずに、穢れた存在を神として遷御する過ちを積み重ねてきたのです。この誤った史実を見つめ直し、清さを最も重んじた価値観を地球規模で人類が再認識することです。

「人のため」になることは一見、耳障りの良いフレーズですが、実は過ちを生みます。「人」には悪人もおりますので、悪人にとっての「人のため」を容認することになるからです。「地球のため」になることを揺るぎのない基準に据えることこそ、真に講和のとれた正しい社会を地球規模で構築することができるようになるのです。

地球環境汚染は、年々増加の一途を辿り、地球に存在する人の身体もまた汚染され続けています。地球環境が急激に悪化する中、心身のバランスを保ちながら身体の感覚を研ぎ澄ませ、清い存在から穢れた存在までを正確に感じ、捉え、見ることは至難の業です。

体内に不要な毒素がある存在位置からでは、真実をすべて理解することは不可能です。地球の環境悪化を知識のみならず、身体で感じることのできる肉体を養うことが大切です。身体が穢れ、鈍ると汚染された空間で動き回る行為が「健康である」という大企業の洗脳情報に騙され、まるで工場にいるブロイラーチキンのような営みを健康だと思い込み、過ごすことに疑問も持たなくなるのです。

すでに一部の人が大多数の人をコントロールする誤った社会が推進されており、誠に悲しいことですが、人は総じて「環境病」を患っています。その一つが、日本で起こった人の手による原発事故。そして、その後の政財界の対応です。

福島の原子力発電所事故に関して、国会事故調査委員会の報告書では「人災である」と認定しております。これは実に正しい調査報告書です。原発事故は環境病を悪化させる一つの要因です。TPPの問題も同様です。TPPはフードマイレージを増加させることが当たり前の経済主導の社会をさらに推進し、遺伝子組み換えの最大手であるアメリカのモンサント社をはじめ、モンサント社と業務提携する住友化学（会長は経団連会長の米倉氏が務める）など、大企業が地球の資源である「水」「土壌」「大気」「種子」を権利化することにより独占し、「運搬」「管理」「保存」「調理」「販売」「廃棄」までを商売にするのです。

そして、身体を治す「医療」や「介護」の分野にまで参入し、まさに「ゆりかごから墓場まで」を大企業がコントロールする、競争と争い、お金儲け最優先の人類が崩壊へ向かう誤った行為なのです。

人は今、地球と共生する地産地消を重んじた、安全と安心を最優先する社会に切り替えることが急務な課題です。清い地球にしない限り、神様達を救うことも神様達からのご加護を頂けることもできません。

人がさらに汚れた肉体になれば、ますます神様と人との距離は増します。木々や大地、河川や海と同じく、人の身体の汚染も進行しているのだと正しく認識しなければいけません。劣悪な環境下において個々の判断能力も低下しているのが現状ですが、そのような中でも人類は明るい未来を見据え、未来の存在達のために「今を変える」「現在の自身を変える」努力と強い心身を奮い立たせることが必要なのです。

「スピリチュアル」というと、得てして「神頼み」や「想いの力」で世界は変わるのだといいたがりますが、現実は違います。神様達にお願いのできる清い存在位置まで、まずは人類が謙虚に自らを律し戒め、神頼みをせずとも自らの力で地球という場所を清く綺麗な存在位置へ戻すことが、明るい未来を真に構築することに繋がるのです。

真にスピリチュアルを理解できるものであれば、それら最低限の礼節を神々に対して重んじることができるはずです。人が地球のためになることを基準に行動すること、そして清い身体の創造を重んじることが明るく正しい未来を創造することになるのです。

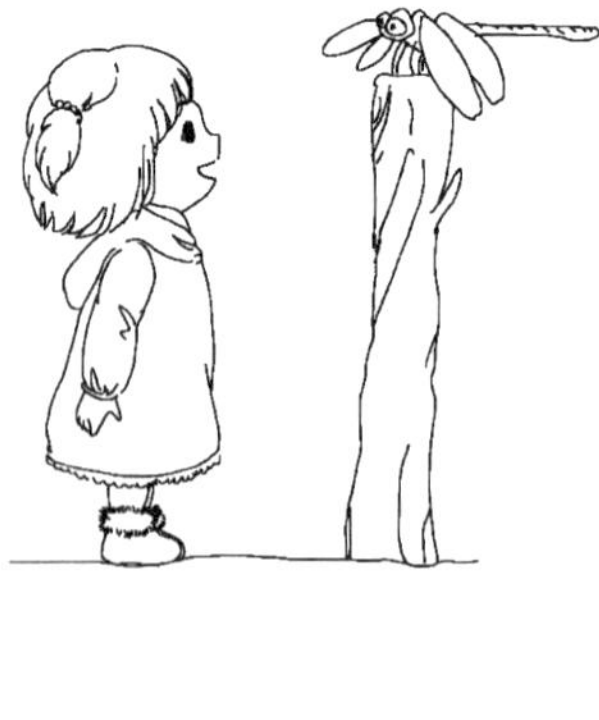

第二節　進化

1 今、正しい進化が求められている

進化論（evolution theory）とは、生物の進化に関する様々な研究や議論のことであり、生物は不変のものではなく、時間をかけて変化し、変化する過程の中で生まれてきた産物であるという考えが根底にあります。

つまり、生物の遺伝による形質が、時を経るごとに空間の状態と適応しながら変化していく現象のことだといわれています。

「進化論」を提唱したチャールズ・ロバート・ダーウィン（Charles Robert Darwin）は、イギリスの自然科学者であり、地質学や生物学などに携わり、今日の進化生物学の基礎を担う優秀な学者でした。今から約一五〇年前に出版された『種の起源』は、世界中の人々に知られています。「人はその身体の中に未だ慎ましい先祖の痕跡を遺している」と述べた彼の考えは、生物多様性の説明、現代の生物学の根本になっています。生物学での「evolution」は、「進化」というダイ

レクトな意味ではなく、元来は「展開」というニュアンスで伝えられていたようです。生物の「肉体」について、より科学的に解明した素晴らしい業績を遺された偉大な人物であることは周知の事実です。

しかしながら、現代社会においては「進化」という言葉が「展開」という物事の現象を客観的に考察した表現よりも、「成長」というような、より人の願望が入り込んだ表現として浸透しているように思います。

「自然選択」よりも「生存競争」という側面での捉え方が、人が自然を理解することではなく、自然を「支配」しようとする行為を肯定する誤った考えに繋がっているのだと思います。

この形あるものが時を経て、空間に適応していく「展開」、すなわち「変化」に「清さ」という概念を組みして考えることができるのが、人が本来持ち備えている崇高な能力の一つだと思います。

「空間が清く綺麗な場所になれば、その場所にいる存在もまたより清く綺麗な方向へ展開（進化）していく」「空間が穢れ汚い場所であれば、その場所にいる存在はさらに穢れ汚い方向へ展開（退化）していく」という証明ができれば、今以上に「人」がより「生命」の価値や「自然」の大切さ、「宇宙」の神秘についての理解が深まるように思います。

環境破壊により生物多様性の崩壊を進行させる人という生命体が、自らも「自然の一部である」ことを「知る」のではなく、身体の感覚により正しく「理解」する必要があるのです。「清さ」が「正しい進化の方向である」という新たな価値観を持つことが、より良い社会へ「展開」する大切な法則ではないでしょうか。

生物学や解剖学の研究に携わる先人達の叡智により、形ある肉体と空間の関係を科学的に解明し、広く人々へその事実が伝わったことは素晴らしい業績であり、彼らに心から敬意を払います。先人達の努力の結晶を、さらに正しく進化させることが今求められているように思います。

2 一生と普遍の原理（人が生命を全うする意味）

「動」から「静」、動きながら物事を捉えるのではなく、静止することを良しとする余裕を持つことが「生命」の正しい進化には必要なのです。

動いていることにより、次の変化をもたらすのではなく、立ち止まることにより、第三の目で周囲を感じ、比べ、判断（空間認識）しやすくなるのです。

肉体の位置からいうのであれば、静止することにより、実は安堵と安定へも繋がり、一挙に大きな飛躍を求め過ぎることなく、一歩一歩、世代を超えて正しく進化する（清まる）ことを美徳とすることができるようになります。「物」は腐敗し、やがて消滅しますが、その空間にまぎれもなく存在したという痕跡は時間軸には遺ります。つまり、時間軸が続く空間にはその存在は遺っており、まだ時空間には存在しているということです。「体感」により時間軸を感じることができるものからすれば、物質がなくなってもその時空間に遺っている存在を感じます。

それらを清め、好転させることが「お祓い」といわれるものです。過剰に求め、過剰に動き回ることは、自身が存在している限り空間を乱れさせ、その結果、自身にも火の粉が降りかかることになるのです。

「人はなぜ存在し、何のために生きているのか？」と自問自答される人も少なくはないでしょう。色々な見解があることは存じ上げておりますが、この問いに対する答えとして、一つだけ申し上げておきたいことがあります。

それは、「人は地球のために」を理念に一生を過ごすことです。地球のためになることを基準に生活することです。前述しておりますが、「人のため」というと、一見、素敵なことのような印象を受けますが、ときには過ちを生むことにもなります。悪い人のため、欲のある人のためになることもあるのが、残念なことではありますが、今の人間社会の現状です。「人のため」の行動は、自身との利害関係も含め、ときには悪い人への協力にもなる危険があるのだと再度述べておきます。

人は皆、「地球のために」を理念にすべての物事を精査する必要があるのではないでしょうか？何をするにしても、「これは地球のためになるのだろうか？」「この行為は、地球にとって直接的に良い行いなのだろうか？」と思考し、判断することが大切だと思います。

人の都合により、「回り回って地球のためにもなるかな」ではなくて、すべての行動が「直接的に地球のためになるか否か」で判断し行動することが、人が中心にならないという正しい行為なのです。

地球という存在位置をより清く綺麗な空間にするために、自身が迷惑な存在にならず、時空間をより清く綺麗な状態へ誘えることに寄与する一因になることが、生命を全うする本意ではないでしょうか？

人は、地球という限りのある場所にいて、木々や山々、川や海、ありとあらゆる物と自身を比較して、自分がどれだけ「清い」のかが重要なのです。地球という限られた場所に存在し、地球にある、ありとあらゆる仲間達の平均よりも自身が清いのか、それとも穢れていて迷惑をかけているのか、皆さまはお考えになられたことがあるでしょうか？

地球に存在する一つの生命であるご自身と地球との関係について、今一度ゆっくりと考えてみてください。

現在、地球上で生活していて、身体の各部位の変化を感じることにより「身体がしんどいな」（欲が満たされず、心が乱れて気持ちが安定しない状態ではなく、肉体が空間の異常に対して直接的に悲鳴を上げる）と思う人は、地球上に存在するすべてのものの平均よりも「清く綺麗だ」ということです。そして、「身体がつらいな」「空気が汚くて、息が苦しいな」なんて感じたこともないと思う人は、あらゆるものの平均よりも「鈍く穢れている」ということです。人という生命体の多くは、後者の方であることが圧倒的に多いのが現状であり、この事実を「人」は謙虚に、そして冷静に受け止め、改善する必要があるのです。心から地球をはじめ、他の存在に対して謝罪する気持ちを持ち、悔い改めなければいけません。

自身の清さの度合いが自らの存在位置を決定し、その存在位置により地球への貢献度がそれぞれ違うのです。

「生命を全うするということ」「生きる」ということの本意は、「清い心身の創造」だということを多くの人が理解したときに、人類は正しい方向へと大きく進化することができるでしょう。

明鏡止水の心境を忘れずに、清い心身を創造する努力を惜しまないことが、一生を豊かに、そしてより愛情に満ちた生涯を過ごすことができるようになるのだと思います。

3 幸せを感じることが大事

「今、これが欲しい」「今、こうなれば良い」「今、これは嫌だ」と、自分の目と鼻の先だけの安堵を求めていては、決して物事は好転しません。

一時の満足を得ることは少しの間できても、また新たな不安に苛まれ、悪循環を繰り返します。自身の身近な出来事は、実は地球の裏側でも起こっているのだということを想像し、地球規模での問題解決を図ることが今、一人一人に求められているのです。

「幸せ」とは、「幸せを知ること」ではありません。「幸せだな」と感じることこそが、真に幸せを得ている瞬間なのではないでしょうか？

個人の欲を叶える満足と、地球が求めていることを感じ、想像し、「地球の幸せ」が自分の満足に変わるとき、あなたの心身が本当に「幸せ」を感じ得るときなのだと思います。

長寿であることが望ましいとされる世の風潮は、個人の満足を満たすための誤った情報であり、鈍い心身の持ち主である支配層からの違った概念なのです。短い生命であっても、「幸せ」を味わい、生命の灯火を煌々と燃え上がらせ、周囲の存在に幸せを与え、それらを進化させることに寄与することができるのです。

生命を真に全うすることは、時間の長さではありません。「生きる」ことの本意は、自身や身の回りの人を含めた空間の「質」を向上させることなのです。

身体は常に主本です。身体を清めることにより、清き発想が普通になるのです。「清さ」を心身で感じること＝「幸せ」なのだということを人類は感じ、知り、理解できれば、世界は急速に好転するでしょう。

そして、より多くの人々が「幸せだな」と感じることができる、清く綺麗な社会を築き上げることができるようになるのです。

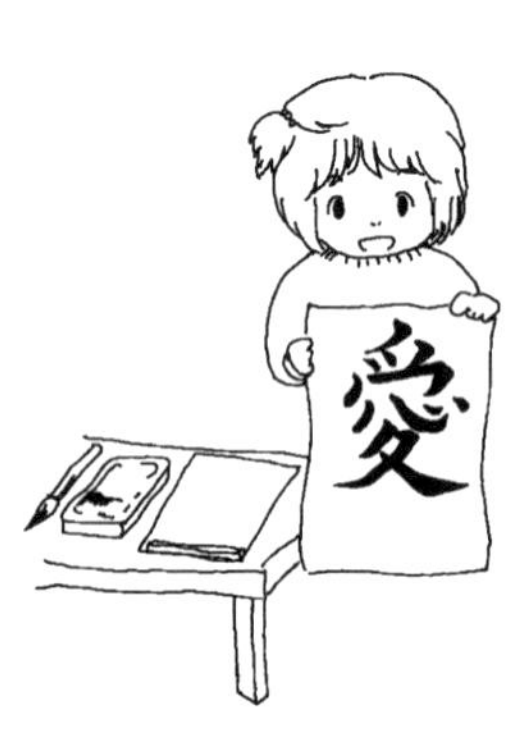

皆さまからの実体験

ここで、身体にとって大変重要な「気」について、読者の皆さまへより良くお伝えするために、実際に気を感じた人達からの感想や体験談をいくつかご紹介しておきます。

「気」を感じた初めての出来事

◉Y・Sさん・女性・三十代

東京大神宮に早朝参拝時、境内には私一人しかおらず、まだまだ未熟な体感ですが、「神気」を感じました。

境内に入ると不要な思いが吹き飛び、頭で物事を捉えようとせず、ただただ神社空間の美しさに心と身体が反応していました。背筋が伸び、少し緊張感を抱くものの、とても心地が良く、すべてを受け入れてくださる神様の優しさを感じました。

その当時は身体について観察する習慣はありませんでしたが、深い呼吸ができたことが強く印象に残っております。肺が広がり、身体の隅々まで綺麗な空気を取り込んでいるようでした。

「しばらくここにいたい。外の世界に戻りたくない」とも思ってしまいました。

神社から一歩外に出ると、このような綺麗な空間はほとんどありません。神社のような清く綺麗な場所が少しずつ増えていくと、人間の心と身体、ライフスタイルが変わり、地球が良い状態へと変化していくのだろうな、と感じた出来事でした。

◉K・Iさん・女性・三十代

神気会の体感講座に初めて出席した際、講座のはじめに大橋さんが部屋を祓われたときです。上手く言えませんが、体を圧が通り抜けているのを体感しました。

気というものがあるというのは、頭でわかっていたつもりでしたが、そのときは正直驚きました。何といっても「これからやります」と宣言されての体感だったので、「これが気か!」と感動したのを覚えています。

◉H・Sさん・男性・五十代

私が初めて気というものの存在に気づいたのは、二十五年くらい前でしょうか。神道を研究されている大学関係者の方々と知り合い、一緒に全国の神社を参拝して回るようになった頃です。

当時は今よりも神社の周辺に自然が多く残されていて、参拝客もそれほど多くなかったこともあったのでしょう。不十分ながらも境内の「空間」の清々しさを感じやすかった気がします。よく、先生達と鳥居や御神木、そして拝殿・本殿の周囲で変化する気の違いを確かめていたものです。中でも、伊勢神宮（内宮）参拝のとき、本殿へと吹く実際の強風とは逆に、本殿奥からこちらに勢いよく吹いてくる「御神気の風」に接したときの感動は今も忘れられない思い出です。

そして、長年介護してきた両親が亡くなった後、再び神社を参拝するようになりましたが、どの神社にもかつて感じた素晴らしい澄み切った気が感じられないことに失望していたときに、大川さん・大橋さんと出会うことができました。

初めてお二人のいらっしゃる部屋を訪ねたときに、部屋中の気が、以前に接した御神気と同じ清らかさに満たされていることに驚かされました。これが、いわば再び気を認識できた、第二の気・神気との再会といえるかもしれません。

◉N・Sさん・女性・三十代

明治神宮へ参拝に行ったとき、鳥居の外と内の空間の違いは感じておりました。後日、講座で気を感じるわかりやすい例として、明治神宮のお話があったときに「気」なんだと認識しました。

大橋さんと、ある神社へご同行させて頂いたときに、大橋さんが不要な存在をご自身の前に持ってこられた際、手をかざさせて頂いたらビリビリしました。神社を良い状態にされた後、本殿の裏手の摂社、末社を見て回りましたが、夕方にさしかかる頃で暗くなっていっているはずが悪い状態のときより明るくて驚きました。

◉T・Mさん・女性・四十代

子供の頃から、漠然と感じていたと思います。

リアルに神様の気がわかったのは、大川さんと大橋さんとご一緒に明治神宮へ参拝したときです。清らかな、気持ちの良い、キラキラした気を感じました。

◉M・Mさん・女性・四十代

私自身「気」を身近に感じられるようになって、生活習慣から始まり行動も大きく変化しました。牛歩の私ですが、改めて世界観が大きく変化しています。

二〇〇九年三月二十二日に開催された「体感講座」での体験が強烈でした。

清めてくださった鳥居に手をかざした際、ものすごい勢いで噴出してきている気を体感し、理屈を超えた事実に圧倒されました。気というものはこれほどの存在感を持ち、同時に人の身体の状態を左右するということに驚きました。

もちろんこの場合、とても清い気でしたので、掌から伝わる清々しさがありました。

◉C・Kさん・女性・三十代

知乃さんの本『もしもし、神様』（マガジンハウス刊）を初めて読んで、気からの影響についての謎が解けたような救われた気持ちになりました。

ずっと「なんでそんなのっ」と言われて育ったので、大人になるには周りのみんなみたいにできなきゃいけないと思ってましたから。

大人になってからも、あの人が嫌だ、あそこが嫌だと、治らず。ダメだなぁ―大人なのに……と、不適合者のように自分のことを思っていました。

初めてお二人にお会いしたときに、「悪い気」を出していないってこういうコトか！　自分が普段から仕事でお客さんを判断しているのは、身体から出ている「気」だったんだと解りました。

小さいときから他人の家のご飯が食べられませんでした。近所からのお裾分けのおかずも嫌いでした。そして、食べないので怒られてもっと嫌いになりました。苦手な大人がほとんどでした。友達の家に遊びに行くのが嫌いでした。親の作ってくれたお弁当で、楽しく作ったかイヤイヤ作ったかが解って、いつも悲しかったです。

気が悪く汚い空間が多いことに危機感を抱いています。

◉R・Nさん・女性・三十代

大川さんのブログで悪い例をお伝えされていた写真を拝見したときが、最初のビリビリ強烈体験でした！

はっきりと掌が痛くて熱いことがわかりました。「ぎゃっ！」と思って手を離した記憶があります。

目を瞑っても明らかに痛く、熱く、これが悪い気か！　本当に痛いんだ！　本当にあるんだ！　これがビリビリなのか！　うわー、と思ったことを覚えています。

「気」を感じたときの心と身体の変化（良い気や悪い気）

◉Y・Sさん

〈良い気〉心の緊張が解けて軽やか、穏やかになり、そして優しさに包まれて、心が安心、安定します。

身体も、硬直していた呼吸器や、特に後頭部、頸部、胸、背中、腰も弛み、とても身体が軽くなります。気管や肺が広がり、深い呼吸ができるようになり、普段感じている身体の負担がなくなって安堵感に包まれます。

〈悪い気〉心が警戒心を抱き、不安にかられ、気持ちが安定しません。

身体も、呼吸器が硬直し、気管は狭まり、両肺が硬くなって息苦しい感じになります。呼吸が浅くなり、ときには息切れすることもあり、また心臓に痛みが走ることも。

後頭部が緊張すると、頭痛が始まります。特に頸部両側二番から四番にかけてが硬直して、肩も硬くなり、首の左側に違和感が生じます。背中がこわばり、胸椎四番、八番が折れてしまいそうな痛みを感じたり、腰に力が入り、左右腰椎三番から五番が緊張痛になります。

◉K・Iさん

〈良い気〉素直になれて、人に対しても「お先にどうぞ」と思えるようになり、とても気持ちが楽になる感じがします。

身体も、喉が開いて呼吸が楽になり、みぞおちあたりの緊張が解けるので、胸が開いて腰に反りが出てきます。胸が持ち上がり、肩が後ろに下がって、肩甲骨の距離が近くなって姿勢が良くなります。

また、首が伸びて頭がきちんと首に乗る感じになります。

〈悪い気〉気持ちが落ち込み、思いやりの気持ちがなくなります。不安や猜疑心、劣等感にかられ、人と交流ができなくなります。

身体も、全身に鳥肌が立って自然と身体が逃げてしまいます。留まっているとニオイが気になり呼吸が難しくなってしまい、身体が硬直してきて血流が悪くなるのか、頭が朦朧《もうろう》となり、気持ちが悪くなって吐き気がしてきます。集中力がなくなり、掌が過敏になる気がします。

まだまだ鈍いので、その時点でそう感じたとしても、身体の反応を無視して過ごせてしまいますが、しばらく時間が経つと異様に食欲が出てきます。すぐ食べられる味の濃いもの（ファストフードや袋菓子等）を食べたくなるので、悪い気で身体がおかしくなっていることを再認識します。

◉ H・Sさん

〈良い気〉胸を大きく開いて、ゆっくりと深く呼吸ができるようになります。体も軽く感じ、心も安らかな状態になります。全身に溜まった毒素が毛穴から外に出ていき浄化される感じがします。

例えば、高原の澄み切った空気の中にいる心地です。掌では、爽やかで繊細な風を感じることが多いです。また、爽やかな柑橘系、最高級のお香、みずみずしい木や花の香りがすることもあり、目で見ても明るく澄み切った空間に見えるときがあります。

〈悪い気〉胸（心臓）が苦しい感じになり、呼吸も浅く息苦しく、喉や胸の奥が詰まり痛くなってきます。体は重く締めつけられるようで、何か不安な気持ちになります。肩が前屈し硬くこり、キーンとした頭痛に襲われることもよくあります。掌では、チクチクとした不快な刺激を感じます。また、一種異様な悪臭が漂うことも多く、目で見ても陰気臭く埃っぽい感じを受けるときがあります。

◉N・Sさん

〈良い気〉自然と笑みがこぼれ、身体（筋肉や関節が柔らかくなる感じ）と呼吸が楽になり、深い息がしたくなります。気持ちも軽くなり、清々しい幸せな気分になります。

〈悪い気〉喉が乾燥してきてイガイガし、最後は風邪をひいたときと同じ症状になります。頭（特に側頭部）の鈍痛、頸部、肺の違和感、背中を丸め前傾姿勢になるほうが楽になります。目も痛くなり、涙が出てきたり、鼻水も出てきます。さらにトイレに行く頻度が高くなります。

また、食事がおいしく感じられません。気持ちが沈み憂鬱《ゆううつ》な気分になりやすく、現実逃避したくなり妄想をよくするようになります。

◉T・Mさん

〈良い気〉身体が弛んで、気持ちが安定します。

〈悪い気〉身体が固まって動かなくなります。息が苦しくなり、頭が酸欠になったようなボーッとした状態になります。

◉M・Mさん

〈良い気〉身体に溜め込んだ汚いものが、洗い流されるような印象を持っています。

ギューッと縮み硬くなった身体の筋肉、神経、細胞が、ゆっくりと解き放たれるような感じです。自分の本来の身体の機能を果たせるような、そんな充実感に包まれると同時に、頭をあまり使わなくなっていることにも気づきます。

常に仕事や家庭のことで頭がいっぱいな私から、頭は無の状態に、そして心は静かに満たされてきます。

夜の月を映す静かな湖面というイメージです。

〈悪い気〉臭い！！！　私の場合、ここから始まります。

ニオイからくるので、息ができない↓浅い呼吸↓身体や脳への負担（血中酸素不足？）↓ひどい疲れ（心身共に）の悪循環に陥ります。

また、この悪しき状態から身体を守ろうと、防衛機能が作動するようで、知らない間に歯を食いしばったり、肩に力が入ったり、なんだかカチカチに身体を硬くしようとしていることがわかります（酷い肩こりです）。ときには、乗り物酔いのような状態に陥るときもあります。

◉C・Kさん

〈良い気〉頭が重かったり、痛いのがスッキリします。また、みぞおちから何かが抜けていくような気がして、呼吸が楽になります。

懐かしい、あったかい気持ちになって深呼吸したくなります。

気持ちも明るくなり、身体の内側が、炭酸みたいに発泡して反応してるような感覚になり、何もいらなくなります。

〈悪い気〉頭が重くなったり痛くなったり、心臓もバクバクしたり痛くなったり、呼吸がしづらく気持ち悪くなってきます。

何もしていないのに、筋肉痛みたいに身体が痛くなり、背中が重く、身体をまっすぐにしていられなくなり、手や足がビリビリしたり痛くなったりもします。

目は、視野がモヤモヤして見づらく、喉や鼻が痛くなり、咳が出ます。ときにはお腹が痛くなり、耳がキーンと変な圧迫感を感じたり、みぞおちが反応し、どんどん何かが詰まってきます。

手足、身体が重くなり、動作が遅くなったり、身体にむくみのような何か溜まっていくような感じがします。

生暖かく、クサイときがあり、身体にあまり良くない物を食べたくなります。食べて後悔するときもあります。

良くない考えになり、冷静を保てなくなって自分がなくなります。

◉R・Nさん

〈良い気〉覚えているのが、数年前、早朝に内宮で御垣内参拝をしたときです。空気のすがすがしさを全身で感じ、心も身体も軽くてスキップして飛び上がって神様にご挨拶したいくらいの気持ち良さでした。

心の軽さは今でも忘れられません。あの中で暮らすことができれば余裕も生まれ、自分が相当「いい人」になれる気がしました。

神気会の部屋の凛とした、静謐な、スッとした軽やかな空気が忘れられません。今まで感じたことのない身体の軽さを感じ、生きてて良かったと思ったくらいです。

〈悪い気〉地下鉄の満員電車でしょうか。ねっとりと、まとわりついてくる臭い空気は、息ができなくて苦しく、とても疲れます。

余裕がなく「早く降りたい……」と、それだけを思いながら、しかたなく乗車しています。

日常生活において感じる「気」

◉Y・Sさん

家から一歩出ると、ほとんどの空間が「悪い気」に冒されているように感じます。屋内外どちらも身体に異変が生じます。

外に出ると、心身共に緊張が走り、頭頸部と上半身が硬直し、内臓が痛みだします。呼吸器は狭くなり、息苦しいです。室内に入ると、心身への負荷が大きく圧しかかります。身体はさらに重く、足取りも重くなり、全身が圧迫され、頭が朦朧として気持ちが悪くなります。

また、掌にピリピリとしたものが当たります。空間だけでなく、物に手をかざすとビリビリ、もやもやとしたものを感じます。物を感じてみると、胸が硬直し、呼吸がつらくなります。人により違いがありますが、近づかれると、モワッとした感じや熱のようなもの、または圧迫感や威圧感を感じます。

今後もこのような悪い空間の中で生活していくのかと思うと、そして子供や孫の未来を考えると、今のなかなか変わらぬ現状に大きな不安を抱かずにはいられません。

現代人は今の生活や自分のことで精いっぱいの方が多いです。このような地球空間にしてしまったのは人間が原因なので、人間が清まる方向へと変われば、身の回りの空間や物、人間自身の心身も変わっていくと思います。

神様がおられる清い「神社」を参拝し、人間が進むべき方向を感じ、今のライフスタイルを変え、勇気を持って「清まること」を実践実行することが大切であることを感じます。

◉ K・Iさん

気を少し感じるようになったおかげで、悪いものを避けることができるようになってきた気がします。お店の気などが関係するのだと思いますが、外食の際に、食べてみて「おいしい」と感じることがなくなってきました。

以前、料理には作り手の気が入るとお聞きしてから、自分でも調理をする際には気をつけるようにしています。

電車、地下鉄、雑踏など人の集まる場所に行くのに勇気がいります。翌日つらくなることが多々あります。人と話していて、勝手に身体が逃げていることもあり、何だか複雑な気分になることもありますが、身体を守ることができていることに安堵します。

しんどく感じることもありますが、良い場所もわかるようになってきて嬉しく思います。

◉H・Sさん

一部の神社や聖地以外には、今の日本の中で気の良いところがあるとは感じられません。私の住む埼玉や東京、神奈川の都市部は特に気の悪い空間ばかりで、都市部に出掛けるときは必ずマスクをしますが、それでも苦痛を感じるほどです。自宅から見る東京方面の空は、三百六十五日濁った薄灰色のような色をしていて、見ているだけで心身が疲れてきます。

買い物などで外出するときも、近所の大型スーパー内の人の気の密度に疲れますし、電車内では車中の顔色の悪い人々から出る気で体調が悪くなる感じです。

自宅周囲の公園の木々も悪い気を吸い込み、何か黒いタールに包まれた枯れ木のようにさえ感じるときがあり、以前はよくしていた散歩にも出掛けることが少なくなりました。そして、いつしか郊外の自宅周辺でもマスクをして外出することが増えてきました。

郊外の山などの観光地に出掛けても、多くの人々の過剰な行動から出る気を浴びるばかりで、遠出を後悔することもたびたびです。また、スーパーやコンビニなどで売られている食材や花なども生気がなく、すでに「死んでいる」感じのものが多く、「ややましなもの」を選んで買うしかないのが現状です。

テレビは、画面に映る政治家や芸能人から発する異様な気を不十分ながらも感じて不快になるので、最近はほとんど見ません。もちろん自分の部屋でも、十分に掃除をしてお香を焚いたときと、その前とでは随分印象が変わります。

さらに、不要なものを捨てていくほど部屋の気が澄み切っていくのが感じられますが、なかなか執着して捨てられないのが悩みです。

外出したときの服、起床時の布団、古い本や服、古いカーテンなどは放置しておくと周囲まで汚れていくのが感じられますから、もっときちんと対処しなければと思っています。いずれにしても、心の底から深呼吸をでき、体中の細胞が喜べる美しく清い空間・自然・地球を一刻も早く取り戻したいと切に思うこの頃です。

◉ **N・Sさん**

自分を含め、人のニオイやムワッとくる圧などを感じます。ときには背中が痛くなり、内臓に違和感を感じていたり、体調が優れないときの自分のニオイが不快になることもあります。

自宅の各部屋では、モノ、部屋の主、また日によって気が違うことを感じ、娘の友人や人がよく遊びにくるのですが、そのときは部屋の空気が重たく感じます。

職場との気の違い、また実家に行くと自宅とは違い圧迫感を感じたり、犬の散歩をしているとき、場所によってニオイの違いや空間の違いを感じています。苦しい、嫌だなと感じるときは人の行き来や車、建物が密集していることが多いです。

◉T・Mさん

人の気、空間の気、モノからの気、神様&仏様の良い気。自分から出る穢れた臭い気。気をどんどん感じることができるようになると、綺麗な空間が本当に大切だということがわかってきます。

◉M・Mさん

一歩家を出ると、人の気が充満し息苦しくなります。街中や電車内はもちろんのこと、ランチを食べ終えたサラリーマンの集団はかなりつらいものがあります。

でも、一番実感するのは職場の方々。とってもいい人と思っていた人から、酷い気が噴出していたり、やっぱりという人から毒々しい気が、しかも残り香のように痕跡を残しまくっていたりして、毎日サバイバルな様相を呈しています。しかも、酷い人が同じチームで仕事となると逃げるわけにもいかず、困ったものです（あなたの気がつらいから一緒に仕事ができないなんて、言いたくても言えないから……）。

多くの人が気を少しでも感じることができるようになれば、どんなに良いことか、と思うこの頃です。

◉C・Kさん

いったん部屋を出て、戻って来たときの空間や布団の気。脱いだ服の気。親達の部屋、布団、洗濯物、どこかから帰って来たときの気。お風呂の気。台所の気。使ったタオルの気。

調子悪いときの気。誰かお客さんが玄関にいるときに、部屋まで漂ってくる気。

猫の気。外に出たときの空間の気。車の中の気。走っている別の車の気。土地の気。事故現場の気。仕事場の気。

お客さん一人一人の気。好きな人や友達、気が合う人達の気。悪い気を出している人の気（今は、うまくバランスが取れず距離をおくしかできません）。

買い物に行くお店の気。歩いている人、すれ違う人の気。貸したモノが戻って来たときの気。雑誌の気。テレビの気。

持っている御守りの気。家の仏壇の気。神棚の気。寝る前に手を合わせて、願い事を言うときの気。

今はあまりわからなくなっているけれど、ブログやTwitterの気。

常に至るところから良い気や悪い気を感じ、気分が良くなったり悪くなったりしている日々です。

◉R・Nさん

まだまだ確信がなく見た目に頼ってしまいますが、心がスッとするかどうか、呼吸ができるかどうか、などの身体の反応で気を感じているつもりです。

大川さんに気を入れて頂いた御守りを、仕事場でも常に見えるところに置いているので、ふと目に留めては心と身体が「そっち」に戻れるので大変ありがたいです。

「気」を感じることが少しはできる幾人かの人達からの感覚をご紹介しましたが、改めて検証してみますと、皆さま共通することがあるのが解ります。

付録＊人体のしくみ

Part I

この章では、人体について大まかに各部位の名称や基本的な構造、機能をお伝えします。身体の各部位の位置や機能を知っておくことは、すなわち自分や家族をはじめ身の回りにいる「人」を知ることでもあります。

まず、人体は、大きく五つの部位に分けることができます。「頭部」「頸部」「胸部」「腹部」「上肢」「下肢」。そして、それぞれの部位がさらに細かく区分されています。

1．身体を支える硬い骨

骨とは骨格を構成する硬い組織であり、人体の骨格は大人で約二〇六個の骨が組み合わさってできています。

人体の骨格は、「体幹《たいかん》」と「体肢《たいし》」に分けることができ、体幹は、「頭部」「頸部」「胸部」「腹部」

「骨盤部」からなります。体肢は、体幹から左右に突き出た骨であり、「上肢」と「下肢」からなります。

頭部は十五種二十三個の骨からなり「頭蓋骨《とうがいこつ》」といいます。「胸郭《きょうかく》」は十二個の胸椎、十二対の肋骨、一個の胸骨からなります。

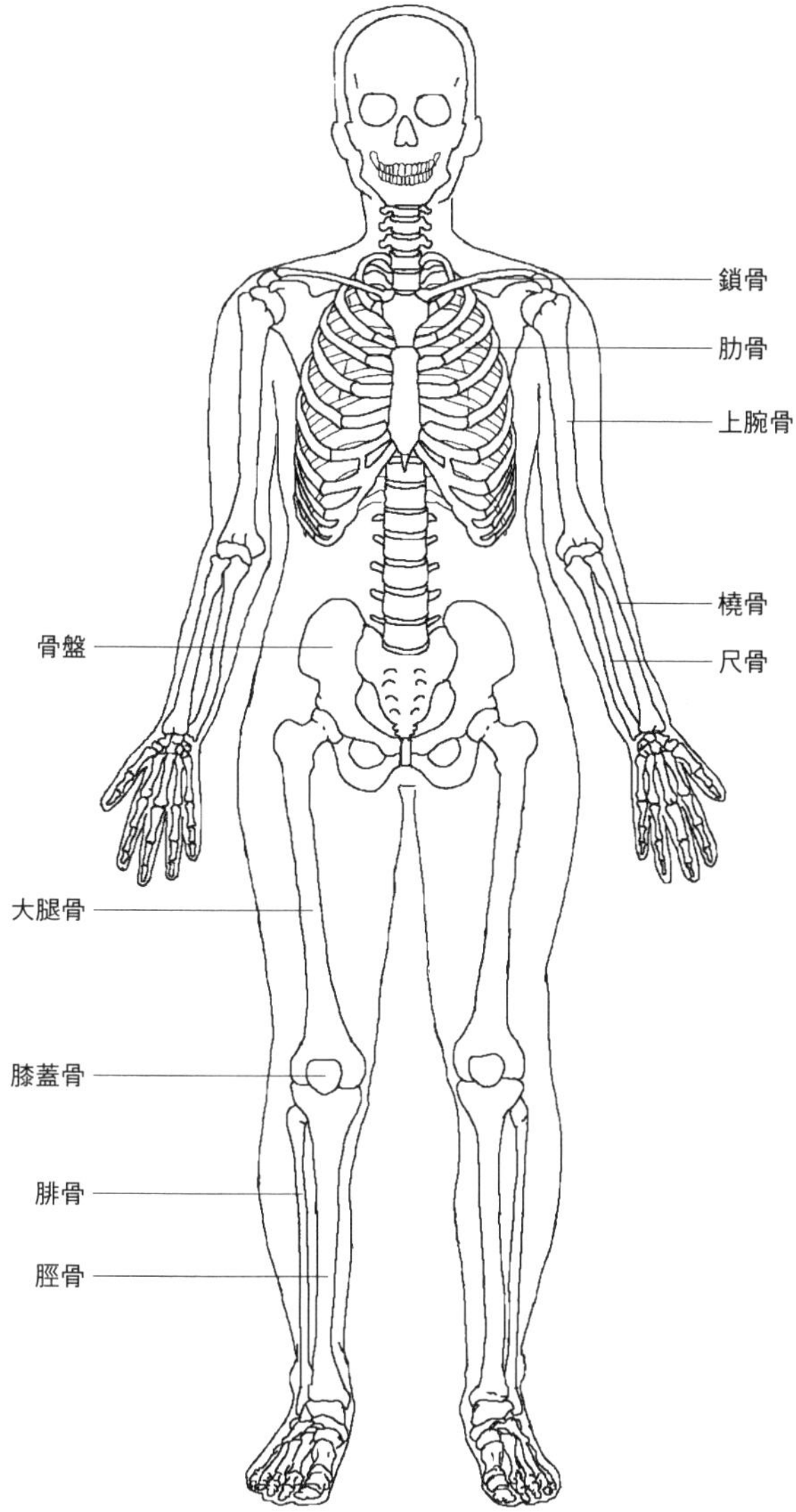

前から見た人体の骨格　© 神気会 2013

2. 伸縮して身体運動する筋肉

筋肉は三種類あり、「骨格筋」「心筋」「平滑筋」に分類されます。

人の身体には、収縮することを主たる働きとしている細胞があり、それらは筋細胞と呼ばれています。骨格筋以外の筋細胞には、心筋細胞（心臓の筋層をつくる）、平滑筋細胞（血管を含む内臓の筋層をつくる）があります。

骨格筋は、意識的に動かすことができますが、心筋や平滑筋は不随意筋とも呼ばれ、自律神経に支配されており、意識的に動かし調整することができない筋細胞であるといわれています（但し、訓練をすれば、意識を集中し移動させることにより、機能の強弱を調整することは可能です）。

身体運動の基本動作は伸縮です。細い筋線維が集まって束になっている骨格筋が、長さを変えることにより収縮する運動です。

人の身体とは上手い具合にバランスが取れており、非常に機能的です。

例えば、肘関節を屈曲すると上腕二頭筋は収縮しますが、上腕三頭筋は弛緩します。このように、ある筋がある関節に対して行わせる運動と、反対方向の運動をさせる筋のことを「拮抗筋《きっこうきん》」といい、人の身体は骨格筋により、前後、左右、上下など実に様々な運動を可能にしているのです。

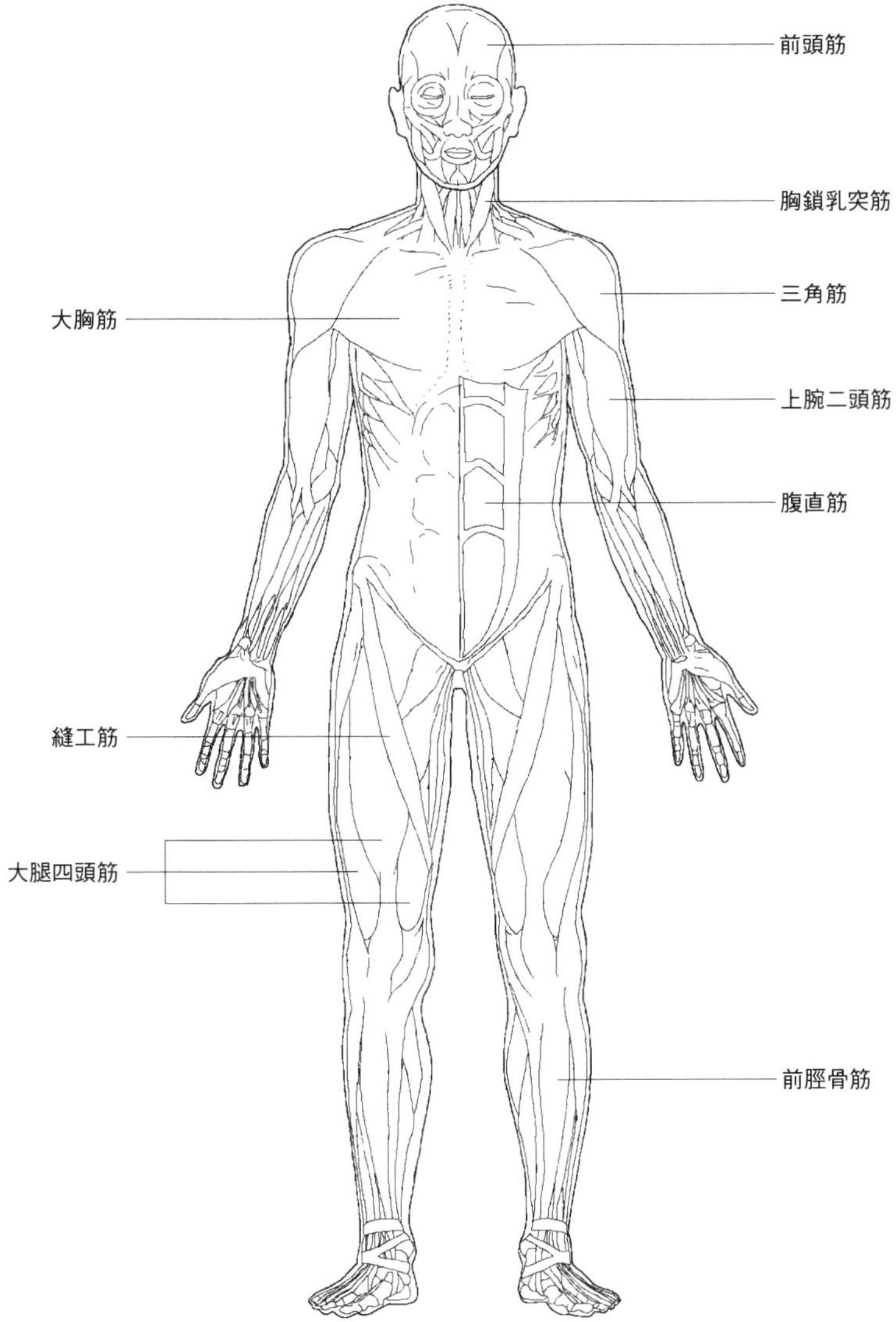

前から見た人体の骨格筋　© 神気会 2013

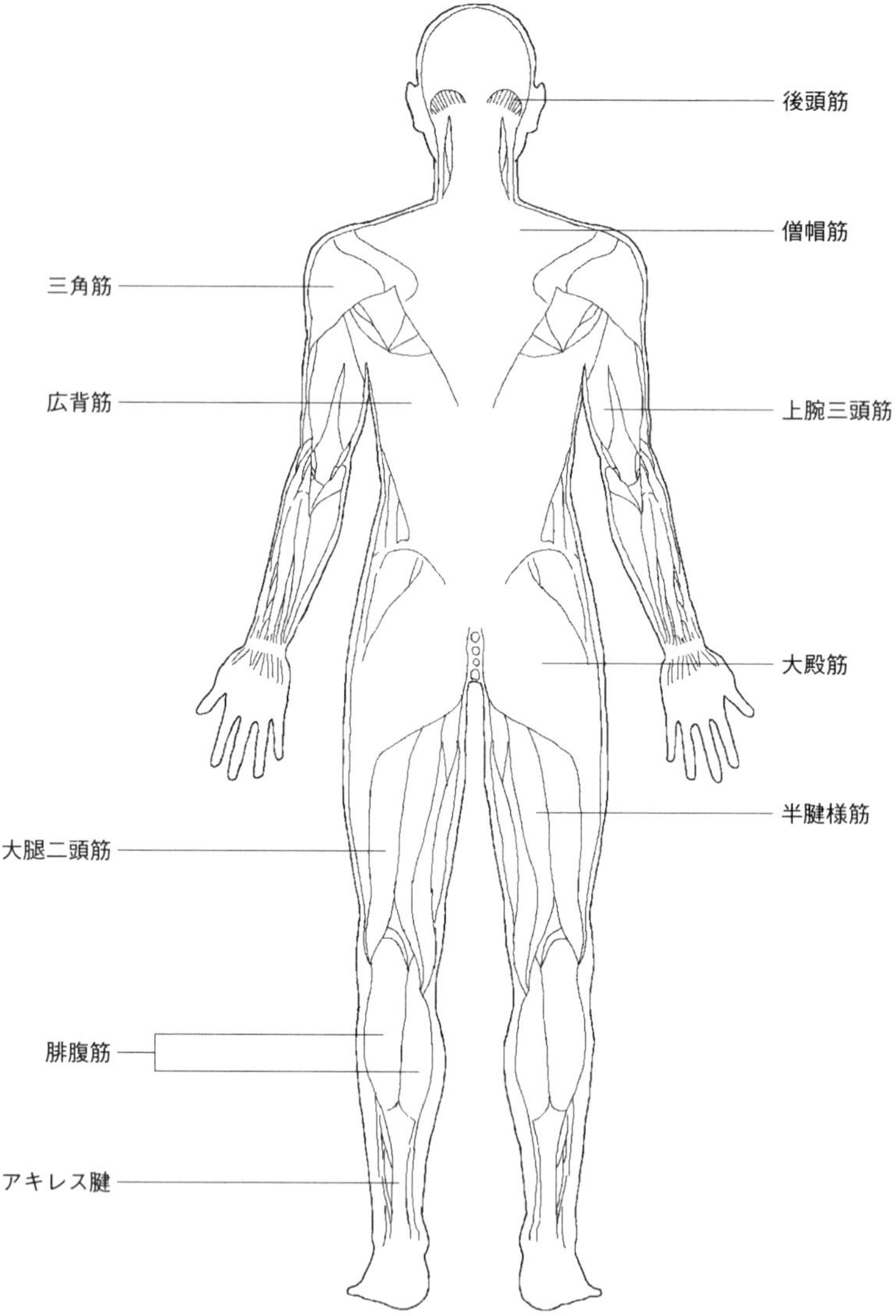

後ろから見た人体の骨格筋　© 神気会 2013

3. 血液を全身に巡らせる循環器

心臓から出ていく経路を動脈系、心臓に向かっていく経路を静脈系といい、酸素を多く含んだ血液を「動脈血《どうみゃくけつ》」、酸素が少ない血液を「静脈血《じょうみゃくけつ》」といいます。

人体を構成する各種細胞を養うためには、細胞が正しく機能するために必要な栄養素を供給し、不要な老廃物などを回収する必要があります。このような物質の運搬や全身の細胞の環境を円滑に保たせることが血液の重要な仕事であり、血液は血管の中を循環して全身を巡っています。

心臓は血液を全身へ循環させるためのポンプにあたり、心臓から血液が出ていく経路を動脈といい、肺に向かう肺動脈と全身に向かう大動脈があります。大動脈は、頭部、頸部、体幹、上肢、内臓などに向かう血管が枝分かれをしながら下肢にまで向かい、毛細血管となり、全身の細部にまで血液を巡らせます。

心臓に向かって血液が流れていく経路を静脈といい、静脈は毛細血管が合流することによって太くなり、上半身の血液を集めて心臓へ戻す上大静脈と下半身の血液を集めて心臓へ戻す下大静脈があります。また肺に向かった肺動脈が繰り返し分岐をして毛細血管になり、再び合流して肺静脈となり心臓へ戻ります。

そして、大動脈を通って全身に流れる血液は、酸素を大量に含む血液であり、動脈血といいます。

その一方で、毛細血管を通って全身の細胞から二酸化炭素を回収してくる静脈内の血液は酸素の量が少なく、二酸化炭素を大量に含んでおり、静脈血といいます。

肺動脈には、この静脈血が流れており、肺内の毛細血管を通過するときに二酸化炭素を放出して、酸素を取り込み動脈血となり、肺静脈を通じて心臓に動脈血が流れ込みます。

動脈

まず、心臓から出ている上行《じょうこう》大動脈は、心臓の左心室から出てすぐに心臓に分布する冠状《かんじょう》動脈に分岐しています。そして、上行大動脈は大動脈弓《だいどうみゃくきゅう》と名称を変え、反転して下肢の方向へ進み下行《かこう》大動脈という名称になりますが、その反転する途中で、腕頭《わんとう》動脈が分岐します（人体の右側だけにある血管の名称）。大動脈弓から腕頭動脈を経て、右頭頸部へ向かう右総頸《うそうけい》動脈と、右上肢へ向かう右鎖骨下《うさこつか》動脈に分岐します。

人体の左側は、大動脈弓から左頭頸部へ向かう左総頸《さそうけい》動脈と、左上肢へ向かう左鎖骨下《ささこつか》動脈に分岐します。鎖骨下動脈は、腋窩《えきか》動脈と名称を変え、その後、上肢に入ると上腕《じょうわん》動脈とさらに名称を変え、橈骨《とうこつ》動脈、尺骨《しゃっこつ》動脈に分岐します。そして左右の鎖骨下動脈からは椎骨《ついこつ》動脈が分岐しており、脳へ血液を供給します。また左右の総頸動脈から分岐した内頸動脈もまた脳へ血液を供給します。

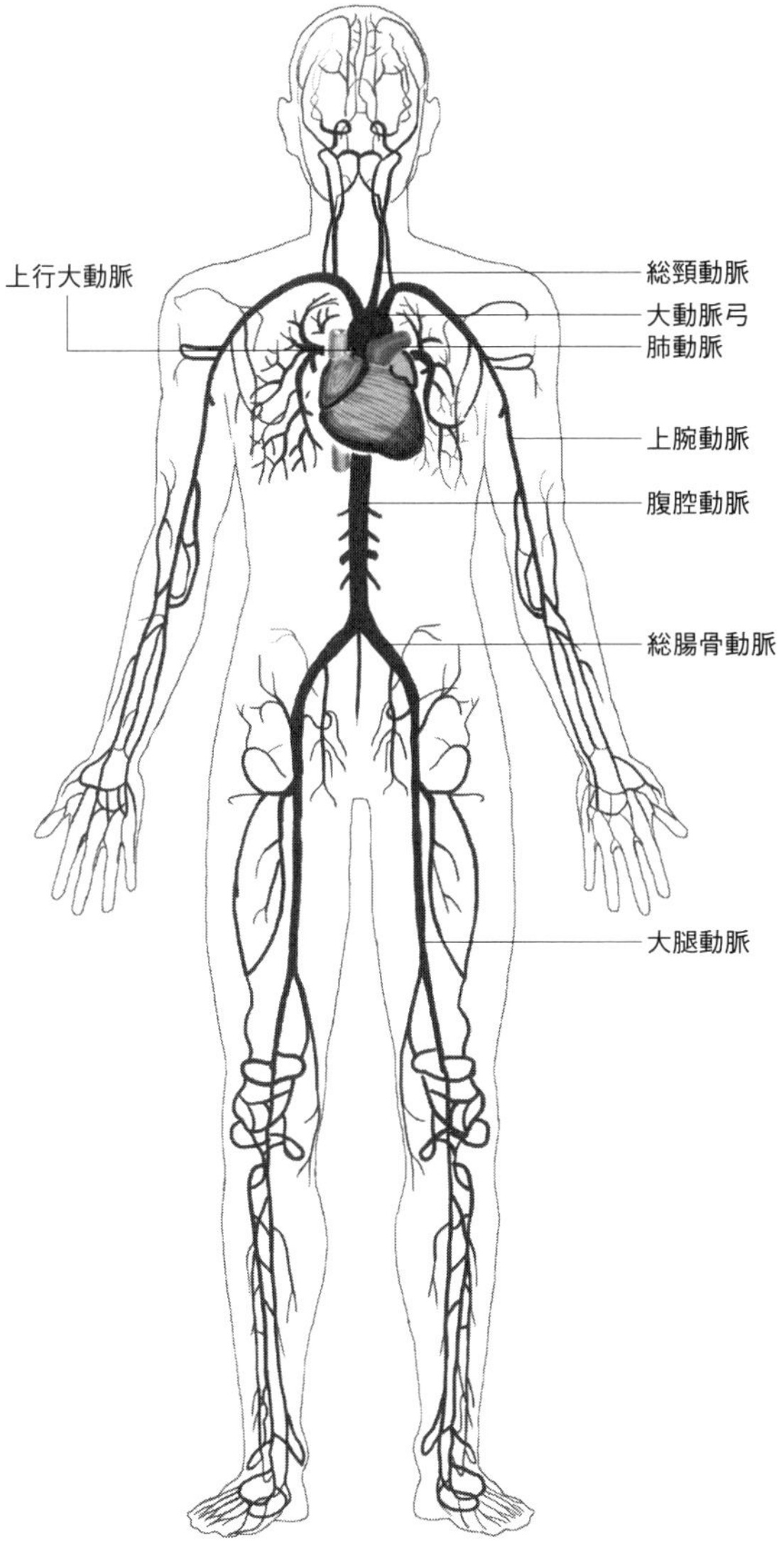

全身の動脈　© 神気会 2013

下行大動脈は、胸のあたりでは胸《きょう》大動脈という名称で呼ばれ、胸壁に向かい分岐しています。胸大動脈は、横隔膜を貫いてお腹のあたりになると腹《ふく》大動脈と名称を変え、腹大動脈からは、胃、十二指腸、肝臓、脾臓など消化器系に向かう腹腔《ふくくう》動脈、上腸間膜《じょうちょうかんまく》動脈、下腸間膜《かちょうかんまく》動脈、腎臓に向かう腎《じん》動脈、腹壁に向かう腰《よう》動脈、生殖腺に向かう精巣《せいそう》動脈・卵巣《らんそう》動脈などに分岐します。

そして、腹大動脈は下肢方向へ進み、左右の総腸骨《そうちょうこつ》動脈に分岐して、正中仙骨《せいちゅうせんこつ》動脈、骨盤内臓に分布する内腸骨《ないちょうこつ》動脈と下肢に分布する外腸骨《がいちょうこつ》動脈に分岐しています。外腸骨動脈は、下肢に入ると大腿《だいたい》動脈と名称を変え、その後、膝窩《しっか》動脈と名称をさらに変え、前脛骨《ぜんけいこつ》動脈と後脛骨《こうけいこつ》動脈に分岐します。そして後脛骨動脈から腓骨《ひこつ》動脈へとさらに分岐しています。

静脈

上半身を巡った血液は上大静脈に合流し、下半身を巡った血液は下大静脈へ合流して心臓に集まります。静脈は大きく二種類に類別することができ、一つは動脈と伴行している深《しん》静脈と、もう一つは独立して皮下を走行する皮静脈です。深静脈は動脈を囲むように走っており、合流や分岐を繰り返して静脈網を形成しています。

頭頸部の静脈は、内頸静脈と外頸静脈に集まります。上肢の静脈は、深静脈は動脈に伴行しており、皮静脈は前腕や手背にみられ、腋窩静脈に繋がる橈側皮静脈、上腕静脈に繋がる尺側皮静

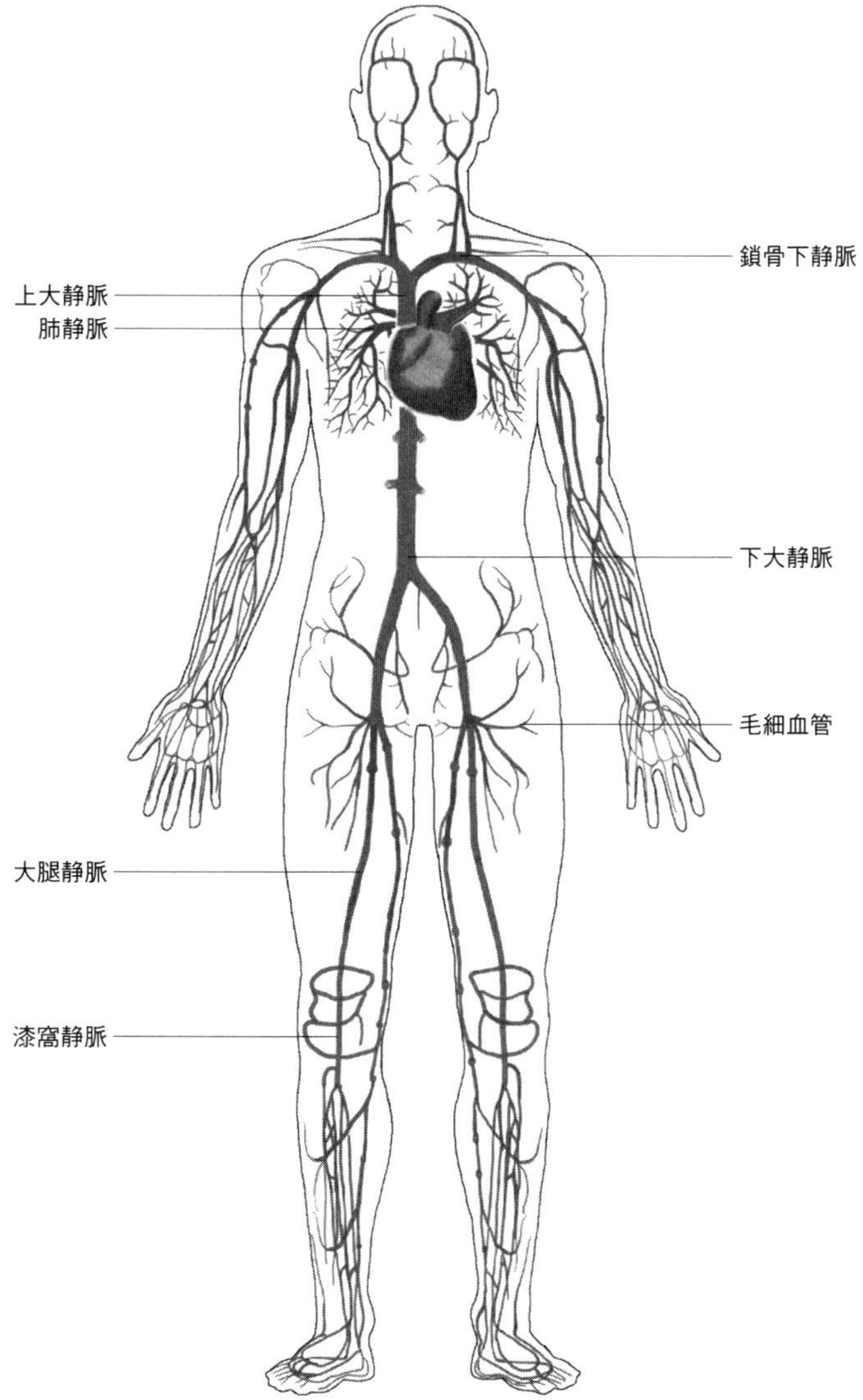

全身の静脈　© 神気会 2013

脈などに集まります。上肢からの静脈や体壁からの静脈は鎖骨下静脈に集約され、内頸静脈と合流して腕頭静脈となり、左右の腕頭静脈が合流して上大静脈になります。

下半身の静脈は、小伏在静脈は漆窩静脈へ繋がり、大伏在静脈は大腿静脈へ集まります。皮静脈は外腸骨静脈に集まり、骨盤内の血液を集約した内腸骨静脈と合流して総腸骨静脈へと集まります。

そして、左右の総腸骨静脈が合流して下大静脈に血液が集約されます。腸や脾臓などの消化官からの血液は門脈に集められ、肝臓内を経由して肝静脈となり下大静脈へと集約されます。腎臓からの血液は、下大静脈へ直接集まります。

4. 外気を取り入れ、排出する呼吸器

呼吸器は、「気道」と「肺胞」の二つの要素から構成されています。「気道」は空気の通り道であり、「肺胞」はガス交換を行うためのものです。

「気道」は外気を肺胞まで取り入れたり、排出したりするための通路であり、肺胞は血液との間で酸素や二酸化炭素のやりとりを行っている場所です。

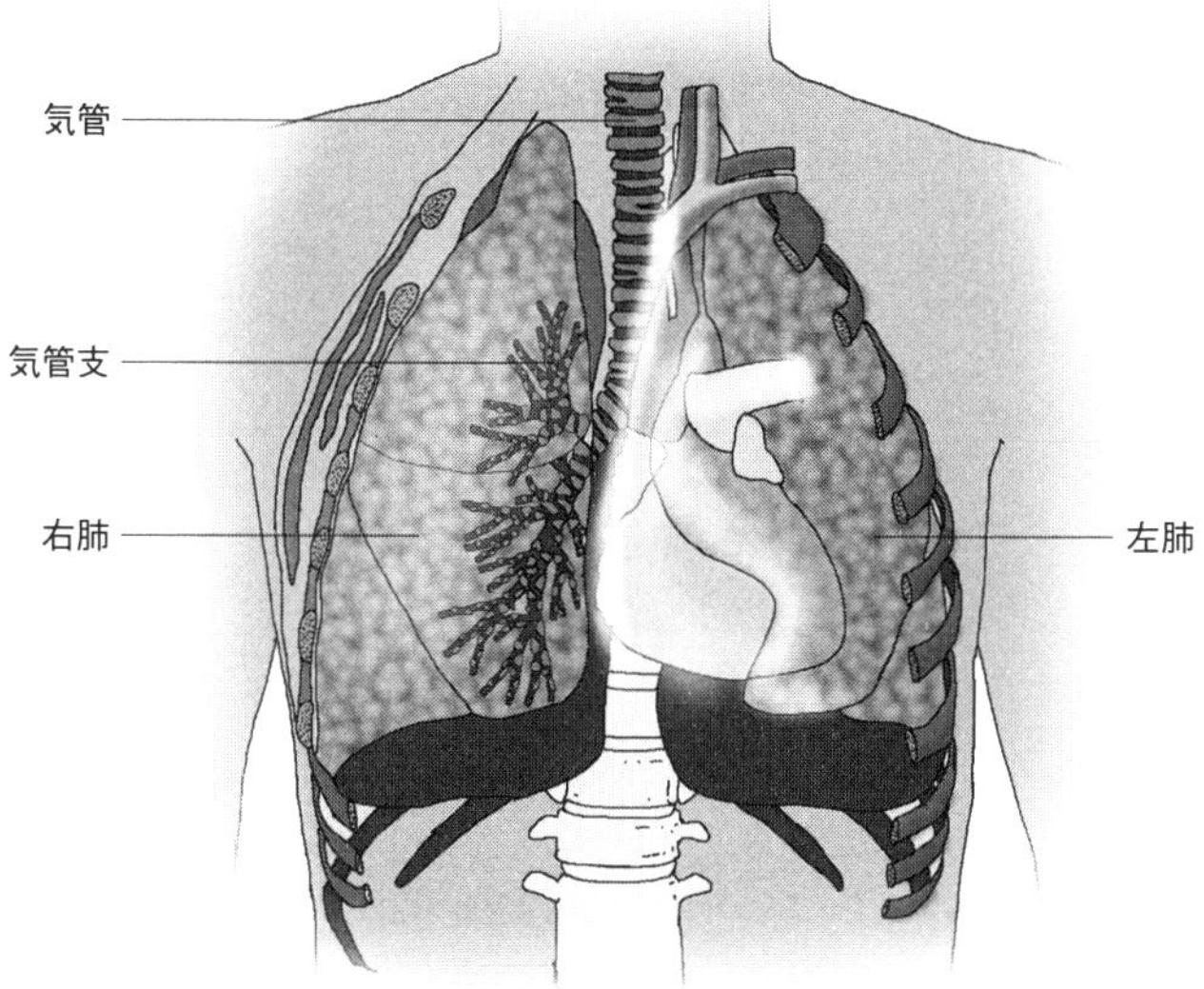

呼吸器系　© 神気会 2013

「気道」はまず、「外鼻孔《がいびこう》」（鼻の穴）が入り口にあたり、「鼻腔《びくう》」に繋がっています。「鼻腔」は骨に囲まれており、鼻中孔隔と左右の壁から出ている鼻甲介によって複数の鼻道に分けられています。ここには嗅上皮があり、嗅覚器でもあります。

「鼻腔」は、上咽頭《じょういんとう》に開いており、「咽頭」は空気と食物の通り道であるために中咽頭で交差させ、空気だけを肺に送るのが「喉頭《こうとう》」です。

喉頭の側壁には粘膜のヒダがあり、空気が通過する際にこれらの「声帯ヒダ」が振動することにより声を発しています。声帯ヒダの間を「声門《せいもん》」といい、声門の開閉や声帯ヒダの緊張具合の変化、そして鼻腔や咽頭でそれらが共鳴することにより、様々な声が出せるのです。

喉頭は気管への入り口であり、喉頭口には蓋の役割をする「喉頭蓋《こうとうがい》」があります。「喉頭蓋」は普段は開いた状態で空気が出入りできるようになっていますが、唾液や食物を飲み込む際には気管へ入らないように喉頭蓋が喉頭口を閉じます。喉頭は「気管《きかん》」へと続き、左右に枝分かれして右と左の「主気管支《しゅきかんし》」へと続きます。

主気管支は、肺動静脈が出入りしている「肺門《はいもん》」から肺へと入り、どんどん枝分かれをしていきます。「葉気管支《よう》」「区域気管支《くいき》」「終末気管支《しゅうまつ》」「呼吸細気管支《こきゅうさい》」「肺胞管《はいほうかん》」「肺胞嚢《はいほうのう》」と名称も各部位により変わります。そして、これらは「気管支樹《きかんしじゅ》」と呼ばれています。

5. 食物を消化・吸収する消化器

食した物を分解して摂取する働きをする器官を「消化器系」といいます。

消化器系の各器官は頭部、頸部、胸部、そして多くは腹部にあります。主たる働きは「消化」と「吸収」であり、身体を養うのに必要な栄養素を食物から摂取するための大切な器官です。

人は、米、肉、野菜、お菓子など、色々なものを食します。それらは多くの栄養素が混ざり合っています。炭水化物をつくっている単糖類、たんぱく質をつくっているアミノ酸など、食の栄養素を人体が吸収できる小さな分子にまで分解することが消化であり、それらの消化された分子を体内に取り入れることが吸収です。

人は視覚、嗅覚、味覚、触覚などから食物を類別し、咀嚼《そしゃく》のための準備をします。食物を歯で噛み砕きながら唾液と混合させ、口腔内でかゆ状にします。噛むことにより食物の旨味が引き出され、味覚が刺激されます。咀嚼が充分に行われ、食物が飲み込みやすい状態になると嚥下《えんげ》が始まります。つまり、飲み込むということです。

飲み込んだ食物は、咽頭から食道を通り胃に送られます。胃液の塩酸によって食物は変性します。そして、少しずつ小腸の最初の部分である十二指腸へ送られます。

十二指腸には、肝臓でつくられた胆汁と、膵臓でつくられた消化酵素が入ってきます。これらによって食物の栄養素は断片となり、脂質は胆汁酸によって乳化されます。

小腸に送り込まれた食物は、炭水化物は単糖類に、たんぱく質はアミノ酸へと分解されて小腸の壁の絨毛《じゅうもう》から吸収されます。細胞内に取り込まれた単糖類やアミノ酸は、絨毛の毛細血管に入り、血液によって運ばれます。脂質は乳化された状態で粘膜上皮細胞内に拡散し、たんぱく質との複合体となってから絨毛のリンパ管に入り、胸管を経て静脈角で静脈内に入ります。飲み水、唾液、胃液、膵液、胆汁、小腸の分泌液など水分のほとんどは小腸で吸収されます。

食物繊維など吸収されなかったものは、そのまま大腸へ運ばれ、残りの水分をさらに吸収して、残ったものが糞便となり排出されます。

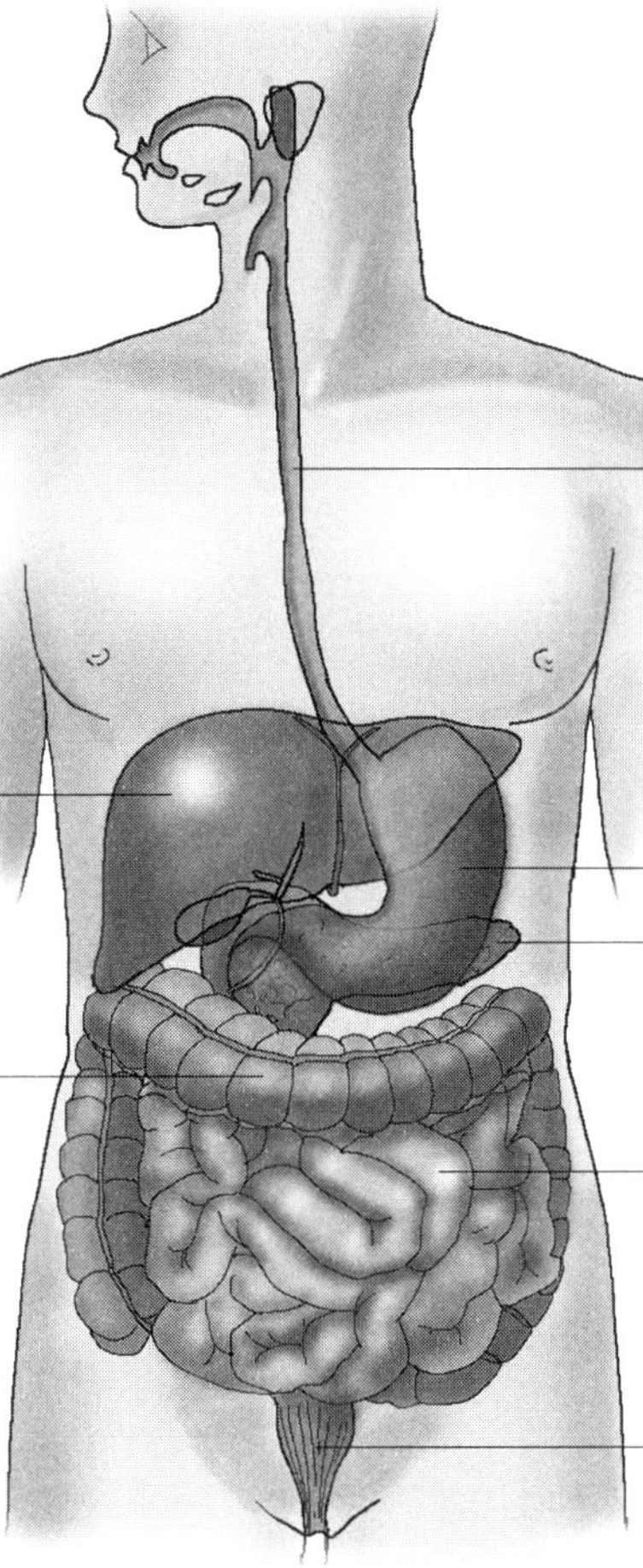

消化器系　© 神気会 2013

6．老廃物を排出する泌尿器と生命を生み出す生殖器

泌尿器系は、血液中の老廃物など人体にとって不要なものを体内より体外へ排出するための器官です。血液を濾過することにより「尿《にょう》」に変える「腎臓《じんぞう》」、その尿を「膀胱《ぼうこう》」まで送る「尿管《にょうかん》」、尿を溜め込む「膀胱」、膀胱内の尿を体外へ排出するための「尿道《にょうどう》」で構成されています（「腎臓」などの各器官の構造に関しては後程ご紹介致します）。

泌尿器系は老廃物の排泄のみならず、男性の尿道のように生殖器としての役割を果たす器官でもあります。

「生殖器」は、次の世代の生命を育むための器官であり、人の根幹をなす部位といえます。具体的には「内生殖器《ないせいしょくき》」と「外生殖器《がいせいしょくき》」に分類することができます。

内生殖器は、「生殖子《せいしょくし》」（精子や卵子）を生産する器官や生産された生殖子を運ぶ経路、そして性交により生じた精子と卵子でできた受精卵を一定の大きさまで育てる器官のことです。女性では「卵巣《らんそう》」「卵管《らんかん》」「子宮《しきゅう》」など。男性では「精巣《せいそう》」「精嚢《せいのう》」「前立腺《ぜんりつせん》」などをいいます。

外生殖器は、身体の表面に現れている部位のことで、女性では「大陰唇《だいいんしん》」「小陰唇《しょういんしん》」「陰核《いんかく》」、男性では「陰茎《いんけい》」「陰嚢《いんのう》」です。

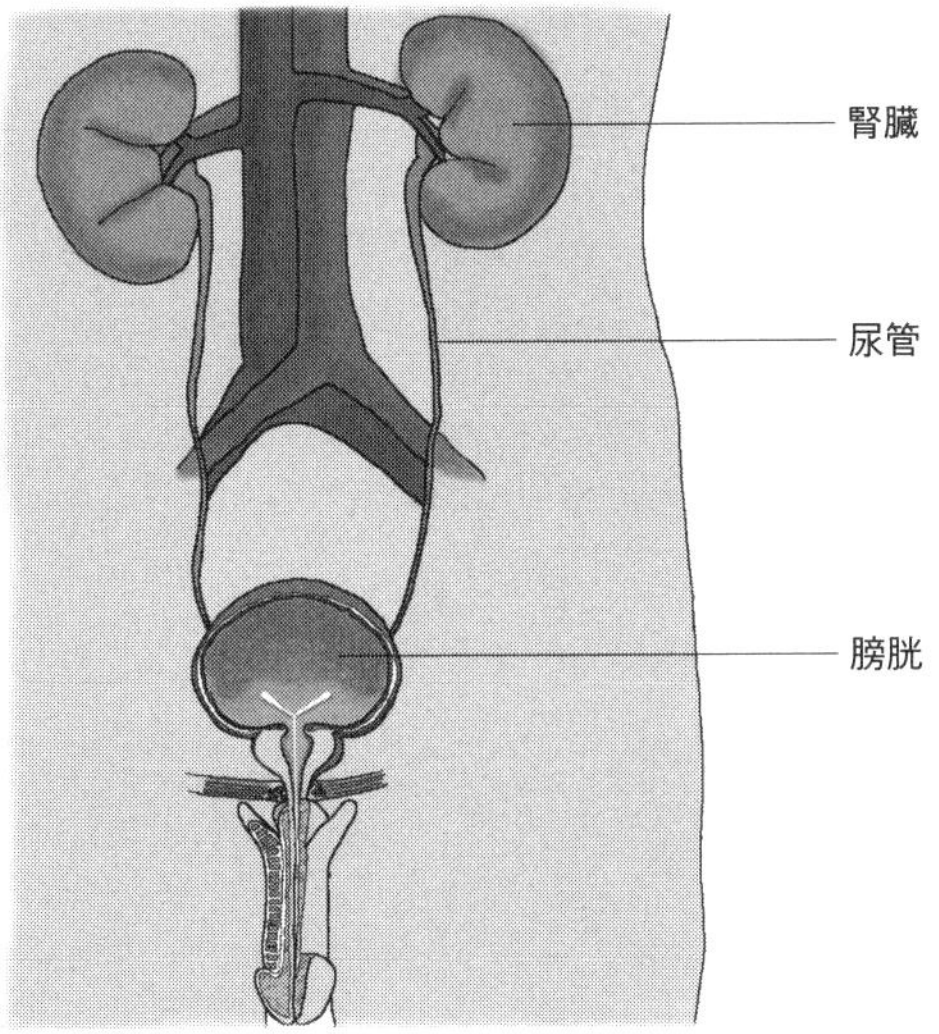

泌尿器　© 神気会 2013

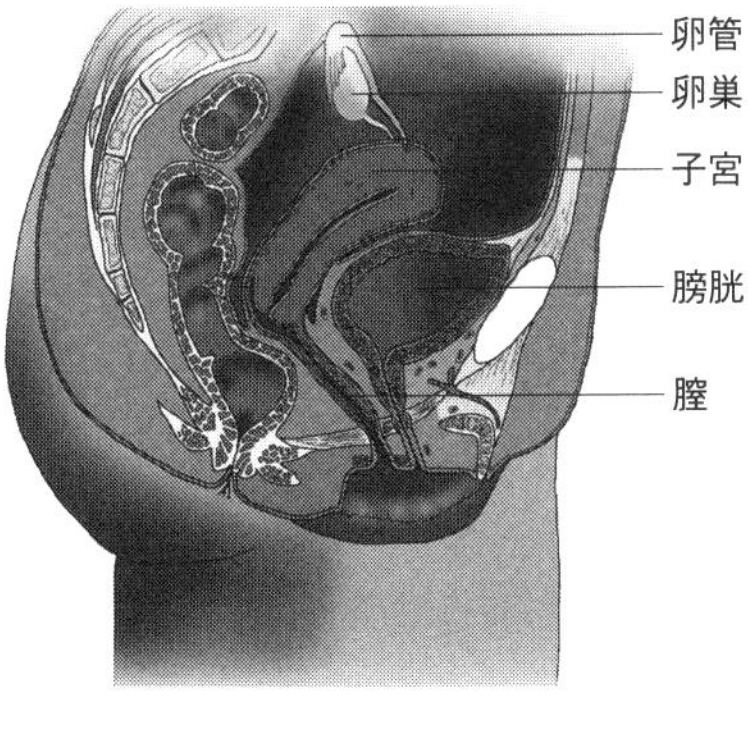

女性生殖器　© 神気会 2013

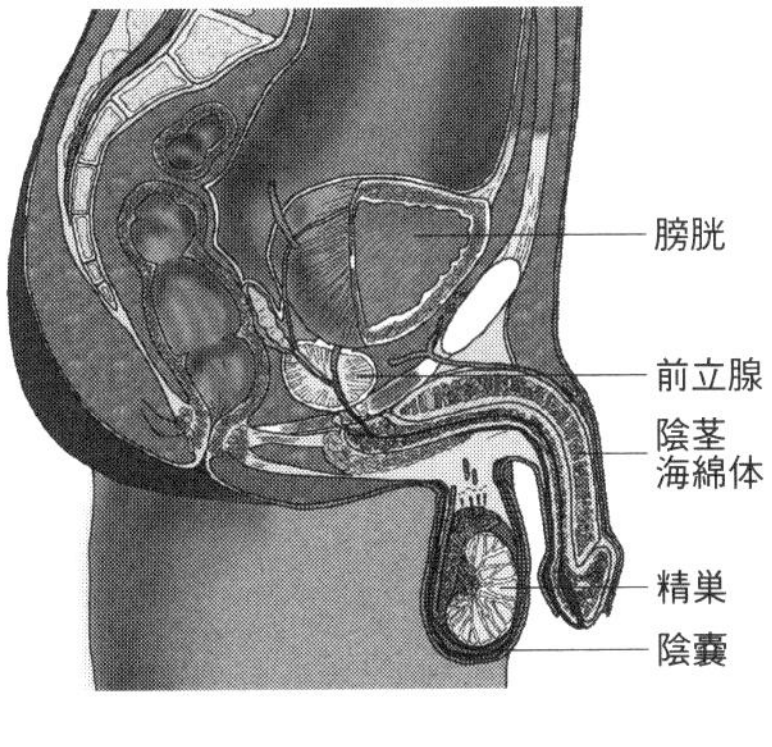

男性生殖器　© 神気会 2013

7. 全身を繋いで生命活動を可能にする神経組織

神経系には、脳と脊髄《せきずい》からなる「中枢神経《ちゅうすうしんけい》系」と、中枢神経から全身に分布する「末梢神経《まっしょうしんけい》系」があります。

身体の内側や外的な状況を捉えて把握し、それらの状況に合わせた身体の使い方をする上で、心身に適切な反応を起こさせるための重要な器官です。

中枢神経系は、頭蓋骨や脊椎管などの骨に囲まれた腔の中に存在しており、その中にあるのが「脳」と「脊髄」です。

「脳」は、大脳半球、間脳《かんのう》、中脳《ちゅうのう》、小脳《しょうのう》、橋《きょう》、延髄《えんずい》に分けられ、「脊髄」は、頸髄《けいずい》、胸髄《きょうずい》、腰《よう》髄《ずい》、仙髄《せんずい》に分けられます。そして、脳と繋がっている末梢神経系を「脳神経」（脳に出入りする十二対の末梢神経）、脊髄と繋がっているものを「脊髄神経」（脊髄に出入りする三十一対の末梢神経：頸神経、胸神経、腰神経、仙骨神経、尾骨神経）と呼ばれています。

末梢神経系には、「体性神経《たいせいしんけい》」と「自律神経《じりつしんけい》」とがあり、体性神経には全身の感覚器で得られた情報を中枢神経に伝える「感覚《かんかく》神経」（別名：知覚《ちかく》神経）」と、中枢神経からの刺激を筋に伝え、内臓の筋肉の動きを指令するために信号を伝え、筋を収縮させる「運動神経」があります。

感覚神経（知覚神経）は、全身の感覚を中枢神経に伝達し、それらを身体の各部位へ伝えるの

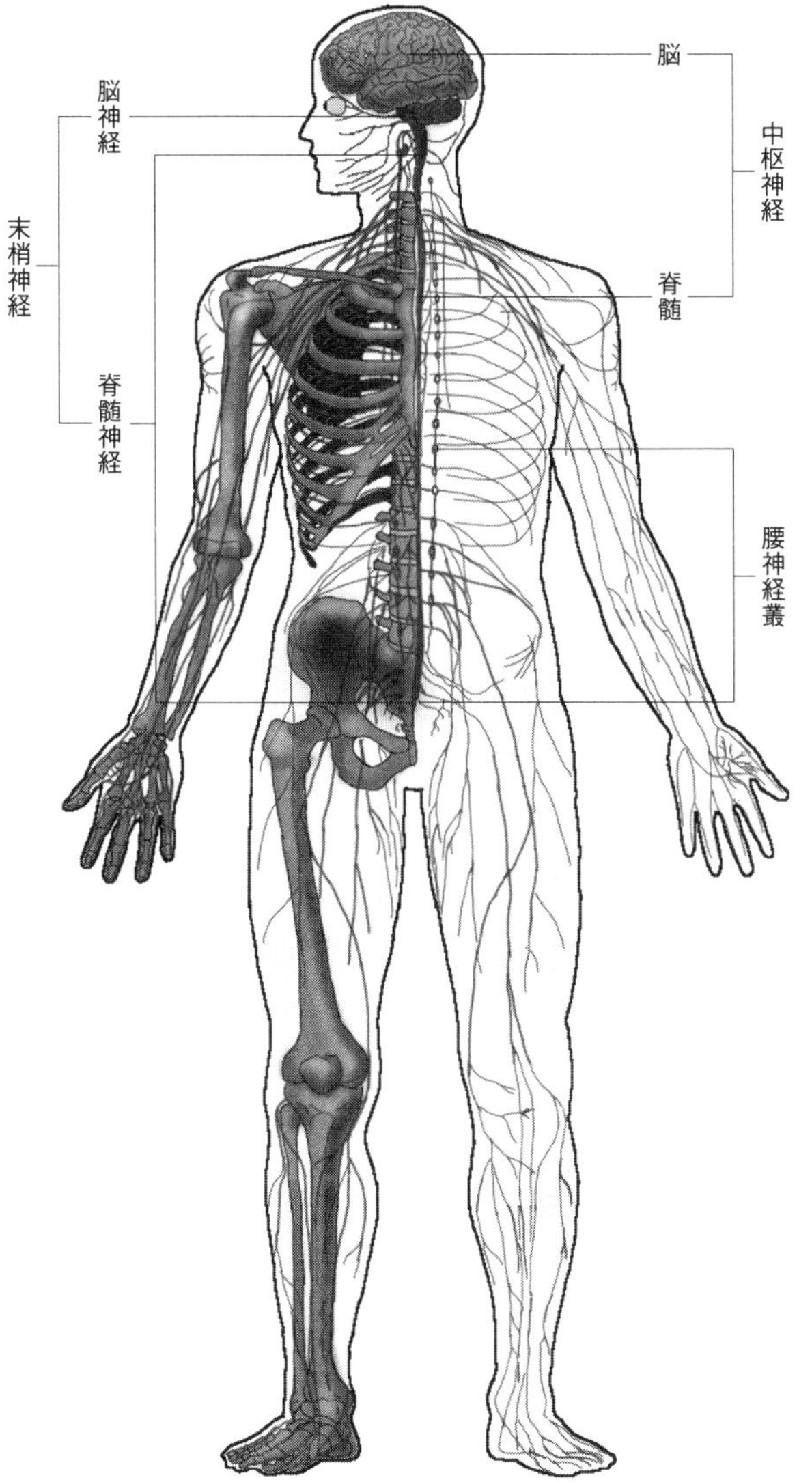

神経系　© 神気会 2013

が運動神経というわけです。

自律神経には、「交感《こうかん》神経系」と「副交感《ふくこうかん》神経系」があり、交感神経系は激しい活動を行っているときに活性化し、主として周囲の状況に俊敏に反応できることを助長します。副交感神経系は、臓器の機能を活発化させ心身を養生することを助長します。神経伝達物質である「アセチルコリン」を放出するといわれており、骨格筋や心筋の収縮を促進させることにより、脈拍の安定や唾液腺にも影響を与えるといわれています。

Part Ⅱ

主な部位について

人体の要である脳

脳は、「大脳」と後頭下部に「小脳」があります。大脳は、大脳縦列によって左右に分かれており、神経線維である脳梁《のうりょう》により左右の大脳半球は繋がれています。表面は神経細胞の集まった皮質《ひしつ》があり、大脳皮質は「前頭葉《ぜんとうよう》」「頭頂葉《とうちょうよう》」「後頭葉《こうとうよう》」「側頭葉《そくとうよう》」の四つに区分されています。「灰白質《かいはくしつ》」と呼ばれている神経細胞が集まった部分が表面に広がっており、「皮質」といわれています。大脳の中心部には、神経線維の集まった「白質《はくしつ》」があります。中心部には左右の大脳半球を繋ぐ神経線維の通路である「脳梁」があります。脳梁周辺の大脳皮質は、大脳辺縁系に属し、意欲や感情の影響を生み出す部位だといわれており、大脳辺縁系の下には、脳の中心部分である「間脳《かんのう》」があり、自律神経の中枢である視床下部に影響を与えています。視床下部は、内臓や血管を支配する自律神経であり、食や性行為など本能的な行動を司る部位といわれており、視床下部に繋がっている「下垂体《かすいたい》」は、全身に作用するホルモンを分泌します。その下に「中脳《ちゅうのう》」「橋《きょう》」「延髄《えんずい》」からなる「脳幹《のうかん》」があります。脳神経のほとんどが脳幹からで出ており、呼吸や血圧、体温の調節など生命維持には欠かせない部位です。

そして、脳幹の後ろに運動機能を調整する「小脳《しょうのう》」があります。小脳は、運動機能と知覚を統合し、平衡感覚や筋運動の調節を司る部位だといわれています。

物を視覚として捉える眼

眼球には六本の眼筋があり、それらにより自由に視線の方向を変えることができます。視線を変えても平衡感覚の情報を処理し、網膜に映る像のずれを調整することや、左右の眼で同じ対象物を捉えるようにも調整します。

眼球の中央にある黒い部分は「瞳孔《どうこう》」と呼ばれており、瞳孔から眼球の奥に入った光が網膜により感知されます。黒目の中で茶色っぽい部分を「虹彩《こうさい》」といい、瞳孔の大きさを変えて網膜に届く光の量を調節します。

虹彩にはメラニン色素が集まっているので黒っぽく見えるのですが、メラニン色素が少ない場合は色が薄くなり青みがかった状態になります。運動器系の機能を向上させる交感神経が活動すると、瞳孔は開き、網膜に多くの光が届きます。

その一方、内臓機能を向上させる副交感神経が活動すると、瞳孔は縮み網膜に届く光は減少します。虹彩の後ろには「水晶体《すいしょうたい》」があり、水晶体の弾性により対象物へピントを合わせることができます。近くのものを捉えるときには水晶体が厚くなり、遠くのものを捉えるときには水晶体が薄くなります。

音を捉える耳

耳は、「外耳《がいじ》」「中耳《ちゅうじ》」「内耳《ないじ》」の三つに分類されています。外耳は「耳介《じかい》」（通常、皆さまが耳と呼んでいる部位）と「外耳道《がいじどう》」という長さ二～三センチの通り道からなり、空気中を伝わる音波を鼓膜まで伝える働きをします。

外耳道には、空気中の埃と外耳道内にある皮膚の残骸などと分泌物が「耳垢《じこう》」（耳あか）になります。

耳垢は、乾燥した耳垢と湿った耳垢がありますが、この性質の違いは耳の中にあるアポクリン腺から分泌される汗が原因といわれており、我々の先祖を含め地球環境と密接に関係していると指摘されています。

また、年齢によっても変化するものであり、弱酸性で殺菌剤としての役割もあります。「鼓膜《こまく》」

は約一センチほどの膜で振動します。中耳は、「鼓室《こしつ》」と呼ばれている空間があり、気圧が変動すると鼓室内の空気の体積が変化するので鼓膜を圧迫しますが、咽頭へ繋がっていることから気圧の調節をすることができるようになっています。

鼓室の中には「耳小骨《じしょうこつ》」という三つの骨があります。これらは鼓膜の振動を内耳まで伝える役割をしています。また、これらには筋肉が付いており、内耳が損傷しないように大きな音を抑制する働きも兼ね備えています。

内耳は、「骨迷路《こつめいろ》」とも呼ばれており、側頭骨にある錐体《すいたい》の中にあり、平衡感覚も司る器官でもあります。

呼吸器と感覚器の機能を持つ鼻

顔の中央に突き出した部分を「外鼻《がいび》」（通常、皆さまが「鼻《はな》」と呼んでいる）といい、一対の「外鼻孔《がいびこう》」（鼻の穴）があります。

頭蓋骨の中にある大きな腔所を「鼻腔《びくう》」といい、外鼻孔により身体の外と繋がっています。左右の鼻の穴を分けている部分を「鼻中隔《びちゅうかく》」と呼び、鼻腔の内側は粘膜に覆われており、鼻腔は「後鼻腔《こうびくう》」により咽頭へ繋がっています。粘膜の大部分は、肺に送られる空気を温めて湿気を与え、肺が損傷しないようにしています。

また、鼻腔は「鼻涙腺《びるいせん》」も開いており、涙の一部が鼻腔にも入ってきたり、中耳にも繋がっていたりしています。

鼻腔最上部の粘膜は「嗅上皮《きゅうじょうひ》」と呼ばれており、ニオイを感じる細胞が分布しています。それらから分泌された粘液が嗅上皮を覆い、その粘液に空気中に含まれるニオイ物質が溶け込むことによってニオイとして感知することができます。これらが大脳へと繋がる神経により伝えられ、ニオイの感覚は意識へも作用するようになります。

食物を最初に取り入れる口

口の中のことを「口腔《こうくう》」といい、口腔には成人の場合、四種類（切歯、犬歯、小臼歯、大臼歯）、合計三十二本の永久歯があります。

口は食物を体内へ取り入れ、咀嚼して唾液を分泌し、消化する最初の部位です。唾液は食物から旨味を引き出して味覚を刺激する働きもあります。

口腔には舌があり、酸味、甘味、塩味、苦味、旨味を感じ分けることができ、神経を通じて延髄などを通り大脳へと伝えられます。舌先で甘味、後方で苦味、側方で酸味や塩味をより感じるといわれています。

唇と頬《ほほ》には顔面の皮膚を動かす表情筋があり、それらを動かすことにより表情を変えることもあり、口は性とも深い関係がある器官です。

食物と空気の通路となる喉

喉には、「咽頭《いんとう》」と「喉頭《こうとう》」という二つの構造があります。咽頭は筋肉でできており、口から食道へ食物を送る通路と、鼻から気管へ空気を送る通路の働きをしています。

喉頭は軟骨で囲まれており、咽頭から空気を気管へ送る入り口の働きをしています。また、喉頭の内部には「声帯ヒダ」という一対のヒダがあり、筋肉を動かしてヒダの隙間の幅を変えることにより音を発することができます。それらは口の中で共鳴させ、舌や歯、唇の位置や状態を変えることにより声になります。

ガス交換を行う肺

肺は、胸椎、胸骨、肋骨からなる「胸郭《きょうかく》」と「肋骨筋《ろっこつきん》」などでできている「胸腔《きょうくう》」内にある一対の臓器です。

上方部分の部位を「肺尖《はいせん》」、下方部分の部位は「肺底《はいてい》」と呼ばれており、肺底は「横隔膜《おうかくまく》」の上に位置します。

肺の中央部分で肺動静脈や気管支が出入りする部位を「肺門《はいもん》」と呼び、心臓が左右の肺の間で若干、左寄りに位置しているために左肺よりも右肺のほうが少し大きくなっています。肺静脈は気管支の分岐とは関係しておりませんが、肺動脈は気管支の分岐と併行しています。肺の表面は「胸膜《きょうまく》」と呼ばれる膜で覆われており、心臓も同様に「心膜《しんまく》」により覆われています。これらの膜からは「漿液《しょうえき》」という液体が分泌されており摩擦を抑え、臓器を守る働きをしています。

外鼻孔（鼻の穴）から、鼻腔、咽頭、喉頭、気管を経て気管支が肺へ繋がっていることで、外気を体内へ取り入れることができます。

肺では血液に酸素が取り入れられ、二酸化炭素が排出される「外呼吸《がいこきゅう》」が行われ、体内の各組織では血管を通じて血液により細胞へ酸素が供給され、細胞から血液へ二酸化炭素が移動する「内呼吸《ないこきゅう》」が行われています。

肺は肋骨により守られていますが、肋骨の間には「内肋間筋《ないろっかんきん》」と「外肋間筋《がいろっかんきん》」があり、これらの働きにより肋骨を引き上げたり引き下げたりすることができます。肋間筋や横隔膜の収縮により胸腔の容積が増すと、胸腔内は外気よりも圧が低くなるために気管支を通じて圧の低い肺に圧が外気と等しくなるまで空気が入り込んできます。力を抜いて肋間筋や横隔膜の収縮を止めると、肺は空気を体外へ押し出し、胸腔内の圧が外気よりも低下し胸腔の容積も同様に小さくなるので、横隔膜は引き上げられ肋骨は下がります。

実際に「吸気《きゅうき》」と「呼気《こき》」（息を吸って吐いてみる動作）を繰り返してみると、自身の肋骨や横隔膜が上下に動いていることを確認することができるでしょう。

血液を排出するポンプの働きをする心臓

心臓は左右の肺の間に位置しており、心膜に覆われています。血管内の血液を体内へ循環させる役割があり、血液を押し出す部位を「心室《しんしつ》」と呼び、血液を溜めておく部位を「心房《しんぼう》」と呼んでいます。「左心房《さしんぼう》」「左心室《さしんしつ》」「右心房《うしんぼう》」「右心室《うしんしつ》」があり、心房が上方に位置し、心室が下方に位置しています。

心臓は左心房と左心室側を後ろへ若干回転させている状態になっており、身体の前面から見ると右心房や右心室から出ている肺静脈が前にきて、左心室は左側に少し見えるくらいの位置になります。大動脈は身体の後方にあり、より体内中央部に近いところに位置しています。「心筋《しんきん》」の働きにより血液を送り出すのですが、心室には血液の逆流を防ぐための「弁《べん》」が出入り口にあり、左右の心房と心室の間にある弁や大動脈と肺動脈へ血液が流れる心室の出口に「大動脈弁」「肺動脈弁」と呼ばれている弁があります。

左心房には左右の肺から二本ずつの肺静脈が繋がっていて、肺から血液が戻ってくるようになっています。そして、それらは左心房から左心室を経て大動脈に入り全身へと送られます。右心房には上大静脈と下大静脈が繋がっていて、全身からの血液が戻ってきます。右心室からは肺動脈が出ていて、肺に向かって血液を送り出しています。

心臓は休むことなく働き続けており、心筋が周期的に収縮を行い、エネルギーを常に使い続けています。その働きを円滑にさせるために、心臓の壁に血液を供給する「冠状動脈《かんじょうどうみゃく》」があります。冠状動脈により供給された血液の多くは、心房と心室の境にある「冠状溝《かんじょうこう》」にある「冠状静脈洞《かんじょうじょうみゃくどう》」に集まり右心房へ入り、循環するようになっています。

食物を貯蔵する胃

胃をはじめ、「腹腔《ふくくう》」(俗にいうお腹)には、泌尿器系や消化器系の臓器が収められています。そして、それらは「腹膜《ふくまく》」に包まれ保護されています。

胃は、腹部の上部中央の少し左側に位置する臓器です。入り口部分は食道に繋がっており「噴門《ふんもん》」と呼び、出口の部分は「幽門《ゆうもん》」と呼ばれています。

胃は、食道から送られてきた食物を貯蔵し、胃腺から分泌される胃液により食物の腐敗を防ぐと共に、たんぱく質の消化を助長します。そして、食物をかゆ状にして十二指腸へ送ります。

胃には交感神経と副交感神経が分布しており、平滑筋の調整をするほか、胃酸の分泌にも深く関わっています。

消化液を分泌する十二指腸

十二指腸は、小腸の最初の部分で、身体の前面から見ると胃と横行結腸《おうこうけっちょう》の後ろ側に位置し、「後腹壁《こうふくへき》」に密着しています。

十二指腸では胃から送られてきた酸性の食物をアルカリ性の分泌物で中和すると共に、「膵管《すいかん》」「胆管《たんかん》」が開口しており、「膵液《すいえき》」や「胆汁《たんじゅう》」により消化を促進させます。

栄養素の代謝の中枢をなす肝臓

肝臓は、腹部の上部中央右側に位置する臓器で、重量は約一キロほどあります。前面は肋骨により守られていますが、肋骨下面より一部は出ているために表皮からも確認することができます。上面は横隔膜の下に位置し、後端の中央からは下大静脈が繋がっています。

肝臓は、栄養素の代謝の中枢をなす臓器であると共に、不要な物質を選別する解毒の臓器でもあります。肝臓の働きは「門脈《もんみゃく》」と「胆管《たんかん》」に関係するものに、大きく類別することができます。

門脈は肝臓へ胃腸からの血液を運び、胃や腸で吸収された栄養素を肝臓に集めます。そして、それらの栄養素を代謝して体内で効率良く活用できるようにする働きを担っています。

一方、胆管は肝臓が体内の不要な物質を集めてつくる「胆汁《たんじゅう》」を、腸へ運び排泄させる働きをします。また、胆汁の一部は「胆嚢《たんのう》」に一時的に蓄えられもしており、十二指腸や膵臓などとも複雑に影響し合っています。

ホルモンも分泌している膵臓

膵臓は、ほぼ胃の後ろ側に位置しており、十二指腸に隣接する部分と左腎臓前面から「脾臓《ひぞう》」近くまであります。

膵臓は、小腸内での栄養素の消化を助長すると共に、胃液の酸を中和する働きがあります。また、血液中にホルモンを放出する「内分泌部《ないぶんぴつぶ》」と、腸に膵液を放出する「外分泌部《がいぶんぴつぶ》」の組織に分けられます。

内分泌部の組織は、血糖値の上昇や低下を調節する働きがあり、外分泌部の組織は、膵液を十二指腸へ送り食物の消化を促進させます。

古くなった赤血球を破壊している脾臓

脾臓は、腹部の上部左側に位置する臓器であり、上方は横隔膜、内側は左の腎臓に接しています。

脾臓は、血液中で増殖する病原体に対する免疫の働きを担う部位でもあり、胎生期には赤血球がつくられる臓器でもあります。また、血液中で全身に酸素を運ぶ働きをする赤血球が古くなれば破壊し、血中の鉄を回収します。

尿をつくる腎臓

腎臓は、そら豆のような形をしており、脊柱の左右にそれぞれ位置し、肋骨に半分ほど覆われている位置にあります。

脊柱に向かっているのが、そら豆でいう凹んだ側で「腎門《じんもん》」と呼ばれており、腎動脈や腎静脈、尿管が出入りしています。

腎臓は、血液から尿を濾過する「糸球体《しきゅうたい》」と、尿の再吸収と量や成分調整をする「尿細管《にょうさいかん》」の二段階により尿をつくる働きをしている臓器です。左右の腎臓から出た尿管は、後腹壁を下行して骨盤内に入り膀胱へと繋がっています。

食物を吸収する小腸

小腸は、「十二指腸」「空腸《くうちょう》」「回腸《かいちょう》」に区分されており、その長さは約六メートルといわれています。表面は腹膜に覆われており、「腸間膜《ちょうかんまく》」により後腹壁から、ぶら下げられた状態になっています。

長い小腸の空腸や回腸では、消化と吸収がさらに行われます。

便をつくって排泄する大腸

大腸は、「盲腸《もうちょう》」「結腸《けっちょう》」「直腸《ちょくちょう》」に区分され、糞便にして不要なものを肛門から排泄するために小腸から送られてきた食物の水分をさらに吸収します。

盲腸は、ご存知の方も多いと思いますが、右の下腹部に位置している大腸の始まり部分であり、端にはリンパ組織が集合している「虫垂《ちゅうすい》」があります。

結腸は、腹部右側から中央、左側、下腹部まで「上行《じょうこう》結腸」「横行《おうこう》結腸」「下行《かこう》結腸」「S状《エスじょう》結腸」と呼ばれ、直腸、肛門へと続きます。S状結腸から続く直腸は、大腸の最後の部分であり骨盤内を縦にまっすぐ伸びています。S状結腸から直腸へ内容物が押し出される際に便意を感じるというわけです。

生命を育む生殖器

子孫繁栄のための重要な器官です。女性の生殖器の多くは骨盤内にあり、子宮から左右に「卵《らん》管《かん》」が通り、卵管の下には「卵巣《らんそう》」があり、「卵子《らんし》」がつくられます。

子宮は平滑筋でできており、内部は粘膜で包まれています。「内膜《ないまく》」と呼ばれ、月経の周期に従って増殖し、受精卵の着床の準備をします。着床が行われないと性ホルモンの分泌が低下して、子宮内膜は壊死し月経が始まります。

男性の生殖器は、精子をつくる「精巣《せいそう》」、精子を運ぶ「精路《せいろ》」、精液を分泌する「分泌腺《ぶんぴつせん》」、そして交接器としての「陰茎《いんけい》」からなります。精巣は被膜に覆われており、細胞分裂によりつくられた精子は遺伝子を含む「核《かく》」と、卵子に進入するために必要な「先体《せんたい》」、活動するためのエネルギーを供給する「ミトコンドリア」、卵子に向かって進むための「尾部《びぶ》」からなり、一回の射精で含まれる精子の数はおよそ四億個ともいわれています。

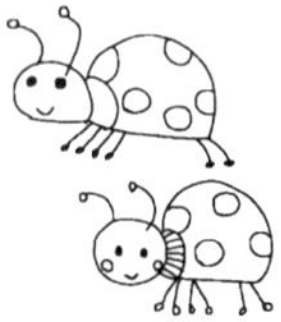

おわりに

自然と一体となり自由闊達な生き方を重んじた身体技法を、穢れ汚染された現代社会で、有効に活用する方法を本書ではご説明致しました。

本書は「整体」の素晴らしさをご紹介すると共に、さらに進化させた「清体」という、人が正しく進化するための身体づくりについて、世界中で初めて提唱している書です。

「清い」というと、「神社やお寺」を連想したり、何となく「宗教っぽい」と思う人もおられることでしょう。

しかし、この「清い」という言葉は、我々の祖先達が忘れることなく継承し続けてきた、身体の感覚において「良き方向」「良き空間」を表す最も適した表現です。そして、すべての生命が一生を全うする上で、最も大切な概念であり、「進化の道しるべ」でもあるのです。

本書を執筆するご相談をナチュラルスピリットの今井社長にさせて頂いたところ、我々からの提案にご共感くださり、「是非ご執筆ください」と二つ返事でお引き受けくださったお陰で、本書を創り上げることができました。ナチュラルスピリットの今井社長、そして全スタッフの皆さまへ、心より御礼申し上げます。

本書では身体と空間の連動性についてお伝えしましたが、真の「健康」には、清く綺麗な地球環境が必要不可欠なのだということを皆さまへお伝えできればという思いで執筆致しました。

人は、地球のためになる生き方をすること。そして、地球のためになる仕事が「本当の仕事」だということを理解し、人は「本当の仕事」ができる社会を構築しなければいけません。他のいかなる物事よりも、地球を綺麗な場所にすることが最優先される社会へと変革し、清さを重んじた生き方をすることです。身体が清まれば、それが当然のこととして行動できるようになります。

世界中の人々が清い心身を創造し、「地球のためになる仕事」をスタートして頂けるよう、心より願います。

読者の皆さまが、健康と地球環境の関係について、本書を通じてご理解頂ければ嬉しく思います。

多くの人々が地球を中心にした考え方に変わるとき、人は生命の根幹に触れた感覚と「生きる本意」を心の底から感じ、喜びが自然と溢れてくることになるでしょう。

「知恵」というものは、正しい進化へ寄与するために使うものです。我々は「先祖崇拝」はもちろんのこと、「子孫崇拝」することが必要なのです。

人類が「清さ」という感覚を取り戻し、正しい進化を遂げることを切に願うと共に、皆さまのご多幸とご健康、そして、地球が清く綺麗な場所になることを心より祈念致します。

二〇一三年九月末日

大川知乃
大橋渡

大川知乃 Tomono Ohkawa
スピリチュアルカウンセラー。幼少の頃に、自分の意志とは無関係に神様の世界を体感する。それによって自分にスピリチュアルな能力があることに気付く。しかし、その能力の高さと世の中とのバランスの悪さによって肉体の限界を超え、心身のバランスを崩し、その結果、幽体離脱、臨死体験、生と死の境を幾度もさまよう。様々な体験を通じて、自分の存在意義に気付き、神様にさらに近づくための努力を重ねるようになる。神様にお会いしたいという一心で、神社巡りを続けるうちに、ある日、奈良の神社で神様の声を聞き、そして遂に神様の姿が見えるようになる。以降、神様と交信する能力に磨きをかけ、神様と人間の絆を取り戻すべく活動中。特に力を注いでいるのは、荒廃した神社で追いやられている神様をお救いすること。また、先祖供養、御祓い、室内改善のほか、心身の不具合を神様のお力をお借りして進化した身体に整える「神気法」も実践している。著書に『もしもし、神様』『神様と見えない世界について誰も言わなかった真実をお話しましょう。』（マガジンハウス刊）、『自分を清める方法』（双葉社刊）、『心と体を浄化する、清めの作法』（永岡書店刊）、『神様からの真実』（ナチュラルスピリット刊）などがある。環境団体「地球を清める会」代表。
神気会ホームページ http://www.shinkoku.org/
地球を清める会ホームページ http://www.earthkiyomeru.web.fc2.com/

大橋 渡 Wataru Ohashi
身体施術者。大川知乃に師事。幼少より運動能力に優れた肉体を育み、海外での生活を経験するなど幅広い視野と知識を養う。大川知乃と出会い、真実を体感することにより、一生が一変する。「神気法」の第一人者である。
環境団体「地球を清める会」共同代表。２万３千人の医師を擁する「Physicians for Social Responsibility」（社会的責任を果たす医師団）を復活させ、傘下組織である「International Physicians for the Prevention of Nuclear War」（核戦争防止国際医師会議）がノーベル平和賞を授賞している「ヘレン・カルディコット財団」日本オフィスの副代表。

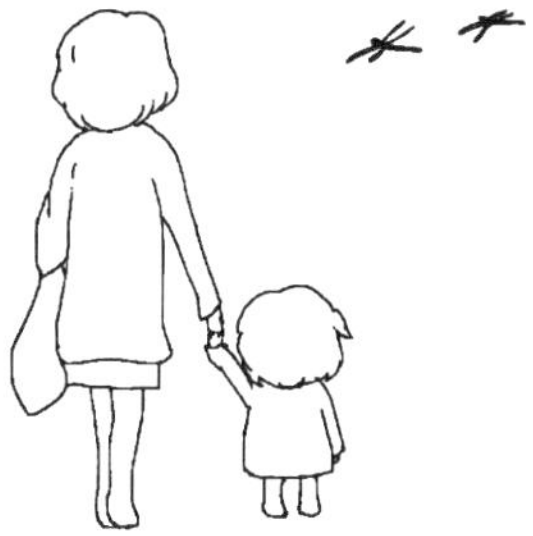

心身を進化させる究極の技法

「清体」

●

2013年11月11日　初版発行

著者／大川知乃
　　　大橋 渡
イラスト／水見美和子
編集／豊田恵子

発行者／今井博央希
発行所／株式会社ナチュラルスピリット

〒107-0062 東京都港区南青山 5-1-10 南青山第一マンションズ 602
TEL 03-6450-5938　FAX 03-6450-5978
E-mail info@naturalspirit.co.jp
ホームページ http://www.naturalspirit.co.jp/

印刷所／シナノ印刷株式会社

ISBN 978-4-86451-096-7 C0010